Baja En Carbohidratos

Recetas De Dieta Para Desayunos, Comidas Y
Cenas Baja En Carbohidratos (Para Principiantes)

Lukas Lara

Publicado Por Daniel Heath

© **Lukas Lara**

Todos los derechos reservados

*Baja En Carbohidratos: Recetas De Dieta Para Desayunos,
Comidas Y Cenas Baja En Carbohidratos (Para Principiantes)*

ISBN 978-1-989808-11-5

Este documento está orientado a proporcionar información exacta y confiable con respecto al tema y asunto que trata. La publicación se vende con la idea de que el editor no esté obligado a prestar contabilidad, permitida oficialmente, u otros servicios cualificados. Si se necesita asesoramiento, legal o profesional, debería solicitar a una persona con experiencia en la profesión.

Desde una Declaración de Principios aceptada y aprobada tanto por un comité de la American Bar Association (el Colegio de Abogados de Estados Unidos) como por un comité de editores y asociaciones.

No se permite la reproducción, duplicado o transmisión de cualquier parte de este documento en cualquier medio electrónico o formato impreso. Se prohíbe de forma estricta la grabación de esta publicación así como tampoco se permite cualquier almacenamiento de este documento sin permiso escrito del editor. Todos los derechos reservados.

Se establece que la información que contiene este documento es veraz y coherente, ya que cualquier responsabilidad, en términos de falta de atención o de otro tipo, por el uso o abuso de cualquier política, proceso o dirección contenida en este documento será responsabilidad exclusiva y absoluta del lector receptor. Bajo ninguna circunstancia se hará responsable o culpable de forma legal al editor por cualquier reparación, daños o pérdida monetaria debido a la información aquí contenida, ya sea de forma directa o indirectamente.

Los respectivos autores son propietarios de todos los derechos de autor que no están en posesión del editor.

La información aquí contenida se ofrece únicamente con fines informativos y, como tal, es universal. La presentación de la información se realiza sin contrato ni ningún tipo de garantía.

Las marcas registradas utilizadas son sin ningún tipo de consentimiento y la publicación de la marca registrada es sin el permiso o respaldo del propietario de esta. Todas las marcas registradas y demás marcas incluidas en este libro son solo para fines de aclaración y son propiedad de los mismos propietarios, no están afiliadas a este documento.

TABLA DE CONTENIDO

Parte 1 1

Introducción 2

Capítulo 1: Antes Que Nada 4

ANTES DE SEGUIR UNA DIETA BAJA EN CARBOHIDRATOS 4
¿DEBERÍA COMENZAR UNA DIETA BAJA EN CARBOHIDRATOS? 8
¿QUÉ SUCEDE EN UNA DIETA BAJA EN CARBOHIDRATOS? 9
LA CIENCIA BÁSICA 10
EL ESTADO DE CETOSIS 11
SÍNTOMAS DE LA CETOSIS 11
COMENZANDO LA DIETA BAJA EN CARBOHIDRATOS 13
QUÉ MÁS NECESITA SABER 15
COCINA A PRUEBA DE CARBOHIDRATOS 16
COMPRAS CUANDO SE ESTÁ EN UNA DIETA BAJA EN CARBOHIDRATOS .. 17
MONITOREE SU PROGRESO 17
PREPARACIÓN DE LAS COMIDAS BAJAS EN CARBOHIDRATOS 18
TIEMPO Y COMPROMISO 19

Capítulo 2: Comenzando 20

DOS SEMANAS DE BAJOS CARBOHIDRATOS 20
SU NUEVO PLATO 23
PORCIONES DE COMIDA 27
UN VISTAZO DIARIO A LAS PRIMERAS DOS SEMANAS 28
DESPUÉS DE LAS PRIMERAS DOS SEMANAS 32
MANTENIMIENTO: AÑADA MÁS CARBOHIDRATOS A SU DIETA 33

Capítulo 3: Compra De Alimentos Bajos En Carbohidratos 34

PLAN DE ESTRATEGIA DE 3 PASOS PARA LA COMPRA DE ALIMENTOS
BAJOS EN CARBOHIDRATOS 34
PASO 1: PREPARE SU LISTA DE MERCADO 34
PASO 2: MANTÉNGASE EN EL PERÍMETRO 35
PASO 3: COMPRE EN EL MERCADO DEL GRANJERO LOCAL O EN LA
CARNICERÍA. 36
QUÉ DEBE INCLUIR EN SU LISTA DE COMPRAS 37

Conclusión 52

Parte 2 54

Introducción 55

CARBOHIDRATOS BUENOS Y MALOS 56
CARBOHIDRATOS SIMPLES Y COMPLEJOS. 60
CARBOHIDRATOS COMPLEJOS: 62
LA INSULINA Y EL EFECTO QUE TIENEN LOS CARBOHIDRATOS EN EL
AZÚCAR EN LA SANGRE... 65
¿QUÉ SON LAS DIETAS BAJAS EN CARBOHIDRATOS? 69
DIETAS DEL DR. ATKINS: 71
LA DIETA DE SOUTH BEACH: 72
¿CÓMO FUNCIONAN LOS CARBOHIDRATOS BAJOS? 75
BENEFICIOS DE LAS DIETAS BAJAS EN CARBOHIDRATOS 77
MEJORA EL PATRÓN DE COLESTEROL LDL: 77
LOS TRIGLICÉRIDOS MEJORARÁN: 78
PÉRDIDA DE PESO: 80
EL COLESTEROL HDL MEJORARÁ: 81
EL AZÚCAR EN LA SANGRE Y LOS NIVELES DE INSULINA SE REDUCEN: .. 82
LA PRESIÓN ARTERIAL TIENDE A DISMINUIR: 83
SÍNDROME METABÓLICO INVERSO: 83
LAS DIETAS BAJAS EN CARBOHIDRATOS SON TERAPÉUTICAS PARA VARIOS
TRASTORNOS CEREBRALES: 84
LAS DIETAS BAJAS EN CARBOHIDRATOS REDUCEN EL APETITO: 85
¿QUÉ TIPO DE CARBOHIDRATOS DEBERÍA ESTAR MIRANDO? 86
¿DE VERDAD QUIERES PERDER PESO? 88
KETOGÉNESIS: 89
TERMOGÉNESIS: 90

Desayunos Y Recetas Bajas En Carbohidratos 91

1. Tortilla Con Queso Feta Y Lechuga Arugula, 3 Porciones ... 92

2. Huevos Y Verduras, Fritos En Aceite De Coco, 3 Porciones 94

3. Huevo Revuelto Con Espinaca, 6 Porciones 95

4. Waffles De Cebolleta Con Queso Sabroso, 6 Porciones 97

5. Pastel De Huevo Y Salchicha, 4 Porciones 98

6. Huevos Revueltos Con Mantequilla, Albahaca Y Semillas De

Pan Crujiente, 1 Porción... 100

7. Choco Yogurt Cup, 1 Porción... 101

8. Café Helado, 1 Porción 102

9. Mini Omelettes De Brócoli Y Queso, 4 Porciones 104

10. Mantequilla De Hierbas Con Queso De Ajo, 16 Porciones
.... 106

11. Jengibre Y Regaliz Granola, 6 - 8 Porciones.................... 107

12. Mousse De Chocolate Y Coco, 4 Porciones. 109

13. Supersmoothie, 2 Porciones. 110

14. Sartén Desayuno Cowboy, 2 Porciones........................... 111

15. Cuñas De Col Verde Asadas Con Limón, 6 Porciones 113

16. Panqueques De Avena, 3 Porciones................................. 114

Almuerzos Y Recetas Bajas En Carbohidratos 116

17. Carne Molida Con Pimientos Cortados En Rodajas, 2
Porciones... 116

18. Envolturas De Pollo Al Estilo Griego, 6 Porciones 117

19. Hamburguesas De Calabacín Con Tzatziki Rico, 4 Porciones
.... 119

20. Quesadillas De Verduras Crujientes, 6 Porciones........... 121

21. Berenjena Gratinada, 4 A 6 Porciones. 123

22. Spaghetti Squash Noodlebowl Con Receta De Salsa De
Cacahuate Y Lima, 4 Porciones... 125

23. Limón Orzo Ensalada De Verduras Con Pollo, 4 Porciones
.... 128

24. Ensalada De Ternera Asada Con Setas Shiitake Y Queso De
Cabra Suave, 1 Porción.. 130

25. Albóndigas Marroquíes, 6 - 8 Porciones 132

26. Chili De Pavo Con Frijoles Blancos, 8 Porciones 135

27. Ensalada Arco Iris Con Bruselas Asadas Balsámicas Y Pollo Con Costra De Almendra Paleo, 4 Porciones 137

28. Huevos Saludables Benedict, 2 Porciones 140

29. Tacos De Pollo Tailandés 142

30. Perros De Queso De Chile Primigenio, 2 Porciones 144

31. Rollos De "Sushi" Vegetariano, 1 Porción 146

32. Lechuga Paleo Wraps, 2 Porciones 148

Cenas Bajas En Carbohidratos 150

33. Alitas De Pollo Dulces Y Pegajosas, 4 Porciones. 150

34. Curry De Verduras De Otoño, 4 Porciones. 152

35. Espaguetis De Verduras Con Champiñones Y Azul - Salsa De Queso, 4 Porciones 154

36. Guiso Indio, 6 Porciones... 156

37. Baguettes De Bistec Con Pesto Mayo, 4 Porciones 158

38. Pouletaufour, 6 Porciones. 160

39. Pizza Vegetariana Con Ensalada De Col, 6 Porciones 161

40. Lasaña De Coliflor, 6 Porciones 164

41. Tacos De Tilapia Ahumados, 6 Porciones 167

42. Hamburguesas Halloumi Con Papas Rutabaga, 4 Porciones 169

43. Salteado De Camarones Y Brócoli, 4 Porciones 172

44. Pollo Con Coles De Bruselas Y Salsa De Mostaza, 4 Porciones 174

45. Salmón Glaseado Con Ajo Y Chili, 4 Porciones 176

46. Arroz Frito De Coliflor, 4 Porciones 177

47. Stroganoff De Ternera, 4 Porciones 179

48. Ensalada Superfood, 2 Porciones 181

49. Tilapia Parmesana A La Parrilla, 8 Porciones 183

50. Cacerolas De Ingredientes De Pizza, 4 Porciones 185

Parte 1

Introducción

Gracias y Bienvenido a mi libro.

No es uno de mis temas favoritos, pero siempre me preguntan si yo he probado la dieta baja en carbohidratos, si esa dieta funciona y en realidad qué tan fácil es seguirla.

De modo que, en lugar de ignorar toda la fanfarria que se teje alrededor de este estilo de vida tan promocionado, pensé que podía preparar esta guía simple y "fácil de tragar", para encausar a la gente en el camino correcto hacia cómo perder peso rápida y fácilmente con una dieta baja en carbohidratos.

Aunque inicialmente el dejar de comer pizza, pasta o pan puede parecer un obstáculo insuperable, va a encontrar que puede comer muchos otros alimentos increíbles y deliciosos y además perder peso.Esta no es una dieta de hambre, es una dieta baja en carbohidratos, y además funciona.

Y lo mejor de todo es que al descargar este

libro ya ha comenzado su viaje hacia a la construcción de una mejor persona, usted mismo.

Capítulo 1: Antes que nada

¿Está pensando en comer bajo en carbohidratos? Antes de comenzar con algo, es importante saber en qué se está metiendo. Seguir una dieta baja en carbohidratos es fácil y gratificante, pero al mismo tiempo es un desafío. Lanzarse de cabeza en esto sin antes pensarlo no le va a hacer ningún bien. Siga con cuidado estos consejos antes de empezar.

ANTES DE SEGUIR UNA DIETA BAJA EN CARBOHIDRATOS

Reúna Recursos Válidos
Usted debe ser capaz de entender por qué está escogiendo estos alimentos. De lo contrario, ¿cómo podrá informar a otros y conseguir su apoyo? Es importante tener claras las razones para hacer esto y para justificarlo, de modo que también lo entiendan las personas importantes en su vida.

Para poder hacer esto, debe reunir toda la información a la que pueda echarle mano.Sin embargo, verifique siempre las fuentes.Puede ayudarle el investigar sobre la historia y sobre la gente que ya ha ensayado la dieta baja en carbohidratos.También puede ayudar el conocer a personas que estén usando esa dieta como parte de su estilo de vida.Su contribución a su investigación puede convertirse en algo valioso hoy, y a largo plazo.

También puede utilizar como referencia dietas similares a la de bajos carbohidratos como la dieta Atkins, que hoy día es muy popular.Es una dieta utilizada por muchos, incluyendo celebridades, para mantenerse en perfectas condiciones.

Consulte con su médico
El conocer el éxito que muchas personas han tenido siguiendo dietas bajas en carbohidratos puede hacer que cualquiera se zambulla en esta aventura sin hacer antes ninguna pregunta.Esto es peligroso y

no recomendable, sobre todo en el caso de personas con problemas de salud.El único remedio es consultar al médico antes de comenzar con esta dieta.

El limitar la ingestión de carbohidratos afecta a las personas en forma diferente y lo que le sucede a uno podría no ser lo mismo que le pasa a otro.Lo que uno experimenta talvez no lo experimentan otros.Los médicos pueden explicarle mejor lo que sucede a su cuerpo, por lo que es importante hablar primero con ellos.Ellos pueden recomendarlelas medidas a tomar, para que pueda con seguridad seguir una dieta baja en carbohidratos sin preocuparse por su salud.

Además, usted va a experimentar algunos síntomas físicos durante sus primeras semanas con una dieta baja en carbohidratos.Los médicos pueden explicarle con más detalle lo que le sucede al cuerpo humano durante este período.

Consiga el apoyo de su familia y amigos (y de sus colegas si es necesario)

Y he aquí por qué debe reunir información válida sobre la dieta baja en carbohidratos y por qué primero debe hablar con su médico. Cuando le informe a sus familiares y amigos sobre lo que está a punto de hacer, de seguro mucho de ellos le preguntarán si sabe lo que está haciendo. Entonces usted podrá contestarles correctamente y con toda seguridad.

Luego de convencerlos de que sabe en lo que se está metiendo, cuénteles los beneficios que al final va a encontrar – no sólo físicamente, sino también desde el punto de vista de la salud.Es un gran cambio positivo en su vida. Así, puede tener el apoyo de ellos, lo que es crucial en el proceso general de la dieta baja en carbohidratos.Necesita todo el apoyo que pueda conseguir, y así no tendrá que explicar todo el tiempo por qué está comiendo en la forma que lo hace.

Uno de los escenarios más temidos en la vida de quienes siguen dietas bajas en carbohidratos son los eventos sociales o las reuniones familiares. Si no pudo informarle a su familia y amigos antes de comenzar con esta dieta, va a terminar teniendo que explicárselo cada vez que asista a uno de esos encuentros.

Si por el contrario ya hizo su tarea de explicarles, talvez serán lo suficientemente considerados con su situación e incluso puede ser que preparen algunos platos solo para usted.

Sin embargo, la pregunta aún sigue pendiente de una respuesta:

¿DEBERÍA COMENZAR UNA DIETA BAJA EN CARBOHIDRATOS?

El comenzar y adaptarse a un estilo de alimentación baja en carbohidratos es una decisión muy importante. La mayoría de las veces se aplica ésta como una dieta para bajar de peso, pero usted debe estar preparado, cualquiera sea su objetivo de acondicionamiento físico.

¿QUÉ SUCEDE EN UNA DIETA BAJA EN CARBOHIDRATOS?

La idea general de la dieta baja en carbohidratos es sustituir los alimentos que son malas fuentes de carbohidratos, o sea de carbohidratos malos, con buenas fuentes de carbohidratos, o carbohidratos buenos.

A medida que hace esto, tendrá que aprender a limitar a largo plazo su ingesta de carbohidratos buenos. Aprenderá a centrarse en hacer elecciones de carbohidratos que sean más saludables.Más aún, aprenderá a limitar su consumo de azúcar, lo que puede ayudar a mantener en la sangre un nivel de azúcar estable y saludable.

La Ciencia Básica

La dieta baja en carbohidratos consiste en eliminar de su dieta los azúcares refinados y los almidones.No hay necesidad de comprar productos hechos especialmente o artículos extra.Basta con eliminar de su dieta las fuentes de azúcares y almidones poco saludables y limitar su ingesta de carbohidratos a una cierta cantidad por día.

Esto no significa que tiene que matarse de hambre.El resto de la dieta serán verduras sin almidón, proteínas y grasas saludables, que son fuentes de carbohidratos buenos.Mientras que los azúcares y los carbohidratos refinados hacen que el azúcar en su sangre suba y baje en forma agresiva, los carbohidratos buenos harán que el azúcar en su sangre permanezca estable.Los carbohidratos malos también pueden hacer que usted anhele consumir más y más de cada uno de ellos, mientras que los carbohidratos buenos satisfacen su apetito por largos períodos de tiempo, así que al final termina comiendo menos.

El Estado de Cetosis

Pronto notará que su cuerpo está cambiando.A medida que elimina los carbohidratos de su dieta, entrará en un estado llamado de cetosis.En este estado, su metabolismo se restablecerá.En lugar de quemar azúcar (o glucosa) como combustible energético, su cuerpo quemará grasas.De ahí en adelante se pueden consumir alimentos ricos en grasas, pero se continúa perdiendo peso.

Cuando no encuentra azúcar en la sangre, el cuerpo utiliza la grasa almacenada como energía combustible para los músculos.Este es el secreto de la dieta baja en carbohidratos y por esto todo el mundo la adora. Con ella usted puede comer alimentos que "engordan", pero sin embargo seguirá perdiendo peso rápidamente.

Síntomas de la Cetosis

Cuando esté en estado de cetosis, estará de mejor humor y con explosiones de energía, que son los dos principales beneficios de la cetosis.Otros beneficios incluyen:

- Reduce los niveles de insulina
- Aumenta la capacidad del cuerpo para quemar grasa
- Quema más calorías
- Mantiene el apetito en control
- Promueve el crecimiento muscular
- Reduce el exceso de agua en el cuerpo

Por otra parte, los síntomas de la cetosis pueden causar la llamada gripe keto. Esta es un grupo de síntomas similares a los de la gripe, que incluyen dolor de cabeza y náuseas. No se preocupe, su cuerpo solo está adaptándose a los cambios que está teniendo.Asegúrese de beber muchos líquidos durante este período, incluso caldo de carne con sal.

Algunos síntomas más leves tales como cambio en el olor del aliento pueden indicar que su cuerpo ha alcanzado el estado de cetosis.Sólo para estar seguro, puede utilizar las llamadas tiras keto para análisis de orina para identificar si tiene cetonas en la orina – lo que sería un indicador claro del estado de cetosis.

Finalmente:

COMENZANDO LA DIETA BAJA EN CARBOHIDRATOS

La dieta baja en carbohidratos típica incluye cuatro fases.Se comienza con la fase de inducción que es la parte más restrictiva de la dieta y que dura unas 2 semanas.

*Fase 1: La Fase de Inducción.*En esta fase sólo puede comer como máximo 40 gramos de carbohidratos por día durante los siguientes 14 días.El resto de la dieta proviene de grasas, proteínas y vegetales de hojas verdes.

*Fase 2:La Fase de Balanceo.*En esta fase, puede agregar poco a poco pequeñas

cantidades de frutos secos, frutas y vegetales bajos en carbohidratos.
Aquí comenzará a notar una pequeña pérdida de peso.

*Fase 3: La Fase de Ajuste.*Al llegar a esta fase ya ha perdido una cantidad considerable de peso, aunque todavía no haya alcanzado su meta.Puede agregar más alimentos con bajo contenido de carbohidratos en su dieta hasta bajar un poco la pérdida de peso que está experimentando.

*Fase 4:La Fase de Mantenimiento.*Al llegar a esta fase ya ha alcanzado su meta de peso.Para mantenerla tiene que comer solo carbohidratos saludables, además de fuentes saludables de proteínas y de grasas.

Sin embargo, no es necesario que siga todas estas fases.Si se mantiene alejado de los carbohidratos malos, puede perder peso y mantenerse así para siempre.

QUÉ MÁS NECESITA SABER

Aprenda a contar carbohidratos
El éxito de la dieta baja en carbohidratos depende de cuántos carbohidratos coma al día.Sólo puede saberlo si aprende a contar carbohidratos.Para esto debe desarrollar el hábito de leer las etiquetas de los alimentos.Aquí está cómo hacerlo en cuatro pasos sencillos:

1. Mire la etiqueta de los alimentos y conozca el tamaño de la porción.Por ejemplo, la porción de mantequilla de maní es de 2 cucharadas, o sea 32 gramos.
2. Calcule el total de carbohidratos.Por ejemplo, en este caso vamos a usar 7 gramos.
3. Revise la cantidad de fibra. Por ejemplo, 2 gramos.
4. Quítele 2 gr a los 7 gramos y le quedan 5 gramos.Eso significa que, por cada 2 cucharadas de mantequilla de maní obtiene 5 carbohidratos netos.

En otras palabras, contar carbohidratos es simplemente= total de carbohidratos - fibra dietética = carbohidratos netos.

Ahora, la parte difícil es contarlos en los alimentos que no vienen empacados.Una vez que haya aprendido a contar los carbohidratos de los alimentos empacados, puede usar esto como base para contar los carbohidratos netos en los alimentos que no vienen empacados.Para estar seguro puede usar como referencia la base de datos de la "USA National Nutrient", para así determinar correctamente el contenido de carbohidratos de alimentos no empacados.

Cocina a prueba de carbohidratos

Nada hará que sus esfuerzos sean más difíciles que la presencia de carbohidratos malos en su cocina.Antes de comenzar la dieta baja en carbohidratos, necesita sacar de su cocina las barras de golosinas y las galletas, papas fritas, pasta, pan blanco, helados y arroz blanco.

Compras cuando se está en una dieta baja en carbohidratos

Comprar alimentos cuando se está en una dieta baja en carbohidratos es diferente a comprarlos para una dieta normal.Sólo tiene que comprar alimentos bajos en carbohidratos y buenas fuentes de carbohidratos.Para hacer esto debe aprender a crear su propia lista de alimentos bajos en carbohidratos y de buenos carbohidratos.Con el tiempo, aprenderá a evitar los pasillos de supermercado donde están los alimentos con altos carbohidratos.En un próximo capítulo, usted aprenderá algo más sobre este tema.

Monitoree su Progreso

De principio a fin, debe llevar un registro de sus movimientos.Cada paso debe anotarlo en un diario de aptitud física, donde incluya su peso, sus medidas, y el porcentaje de grasa corporal.Esto puede ayudarle a monitorear su progreso, especialmente sus adelantos. Tomar fotos de antes y después es también una gran herramienta motivacional.Verá así los cambios sorprendentes.

PREPARACIÓN DE LAS COMIDAS BAJAS EN CARBOHIDRATOS

Cada comienzo de semana debe crear su propio plan de comidas.Un plan alimentario estructurado le puede ayudar a evitar la ingestión de alimentos innecesarios que puede llevar a un atracón.También le puede ayudar a disminuir el estrés de tener que pensar en qué es lo próximo que va a comer.Una comida bien planificada garantiza que usted puede comer la cantidad adecuada de carbohidratos para mantenerse en su nueva dieta.

Por último, debe saber algo acerca de:

TIEMPO Y COMPROMISO

La dieta baja en carbohidratos lleva tiempo para que uno se ajuste a ella.También implica compromiso porque planificar las comidas no es tarea fácil.Necesita que su dieta sea divertida, al mismo tiempo que exigente.Vale la pena cuando se ven los resultados.Enfóquese en eso.

Capítulo 2: Comenzando

No pueden desestimarse los beneficios de la dieta baja en carbohidratos.Además de perder peso fácil y rápidamente, su salud experimentará muchas mejorías.Comenzará a sentirse más enérgico.Dormirá mejor, se sentirá más fuerte y lucirá más joven.Su cuerpo tendrá ahora una mayor resistencia contra las enfermedades y se reducirán las posibilidades de inflamación.

Estas promesas son reales, pero sólo después de que usted y su cuerpo hayan aprendido a ajustarse.Esto toma solo dos semanas.

DOS SEMANAS DE BAJOS CARBOHIDRATOS

Comenzar con la dieta baja en carbohidratos tiene una parte crítica que son las primeras dos semanas.Como se mencionó en el primer capítulo, en las primeras dos semanas sólo se pueden consumir 40 gramos de carbohidratos al día, por lo que esta primera fase es la más restrictiva.También es dramática.

Convertirse a un nuevo estilo de vida en cuanto a su alimentación puede descarrilar a cualquier persona, psicológica, física y emocionalmente.Este es el trabajo del metabolismo de su cuerpo.Varias hormonas de su cuerpo comienzan a trabajar a medida que su metabolismo se está adaptando a este nuevo proceso.

Sin embargo, hay una manera de hacer este trabajo por usted.Teniendo en cuenta que lo máximo que puede ingerir de carbohidratos es 40 gramos diarios, puede cambiar su dieta un poco cada día siempre y cuando cumpla con este requisito máximo.Por ejemplo, en un período de 3 días, puede alternar entre 40g, 30g, 40 g.Este método puede hacer que sea más fácil comenzar.A medida que progrese puede disminuir las cantidades.

La dieta Atkins por ejemplo, requiere a quienes la siguen que coman solo 20 gramos diarios de carbohidratos durante dos semanas.Aunque es un poco duro, si puede comenzar por este camino,siempre podrá logarlo.Estos son algunos consejos de puesta en marcha:

- No olvide hacer el seguimiento de su ingesta de carbohidratos durante las primeras dos semanas.Incluya esto en su diario de condición física.

- Beba mucho líquido, que puede incluso ser caldo con sal.

- Aunque siempre debe contar sus carbohidratos, para esta dieta no se requiere contar las calorías.

- Nunca pase hambre.Coma siempre lo suficiente, pero evite las fuentes no saludables de carbohidratos, proteínas y grasas, lo que nos lleva a lo que debe y no debe comer en su dieta baja en carbohidratos.

SU NUEVO PLATO

Es más fácil crear planes de comida baja en carbohidratos cuando sabe qué alimentos evitar. Para las primeras dos semanas, no debe comer lo siguiente:

Alimentos que debe evitar:

frutas de todo tipo
leche
nueces y en general frutos secos
arroz
pasta
pan
bebidas alcohólicas
bebidas endulzadas artificialmente
papas fritas
caramelos
helados

- chocolates
- carnes frías
- alimentos altamente procesados
- queso procesado o rallado
- papas y otros vegetales con almidón
- ostras
- hígado de cerdo

Debe evitar incluso las alternativas con bajos carbohidratos de estos alimentos. Para seguir una dieta de bajos carbohidratos debe acostumbrarse a leer las etiquetas. Leerlas le ayudará a definir si está comiendo alguno de los alimentos mencionados anteriormente, especialmente la leche y los frutos secos.

Durante este período de dos semanas, también aprenderá si es alérgico o sensible a ciertos tipos de alimentos como el gluten. Así fácilmente podrá evitar estos alimentos en el futuro.

Alimentos que puede comer
Luego de quitar los alimentos mencionados antes, durante las siguientes dos semanas su plato debería incluir lo siguiente:

Carne, pollo y pescado
La mayoría de las carnes, pescados y aves de corral tienen cero carbohidratos.Prefiera las presentaciones frescas, sin procesar.

Vegetales
La mayoría de los vegetales tienen carbohidratos, pero son la opción más saludable.No aumentan los niveles de azúcar en la sangre, ni sus antojos de comer algo que no sea saludable.De hecho, hacen que se sienta lleno por más tiempo y mantienen estable el nivel de azúcar en la sangre.Para la mayor parte de su dieta baja en carbohidratos, va a buscar su fuente de abastecimiento de carbohidratos en los vegetales.Esto no

incluye las papas ni los vegetales con almidón.

Huevos, Queso y Otros Productos Lácteos
Los huevos sólo tienen menos de 1 gramo de carbohidratos, por lo que están permitidos.También se permiten la crema de leche, el queso crema, el requesón, los quesos duros (tipo Parmesano o Cheddar) y los quesos grasos.

Aceites y Mantequilla
Elija siempre aceites saludables como el de oliva, el aceite de pescado (rico en ácidos grasos Omega-3, buenos para el corazón) y aceite de aguacate.El aceite de coco es un aceite saludable, pero lo analizaremos por separado.La mantequilla es también un aceite saludable, aunque no la margarina.Sin embargo, asegúrese que su mantequilla fue elaborada a partir de leche orgánica.Las vacas alimentadas con pasto producen leche más saludable que las alimentadas con granos.

Aceite de Coco

Entre los aceites saludables el aceite de coco es una de las mejores opciones.No sólo es una excelente fuente de grasa saludable, también ayuda al cuerpo a quemar más grasa cuando está en estado de cetosis.Aumenta el metabolismo y disminuye sus antojos no saludables.Además sabe y huele muy bien.Sin embargo, asegúrese de solo usar aceite de coco virgen.

Hierbas
Al igual que los vegetales, las hierbas también tienen pequeñas cantidades de carbohidratos.Puede utilizarlas libremente, teniendo en cuenta que son una opción más saludable y que tienen muy pocos carbohidratos.

PORCIONES DE COMIDA

Para obtener los mejores resultados durante sus dos primeras semanas, debe dividir sus macros (grasas, proteínas y carbohidratos) con una proporción de 65%, 30% y 5% respectivamente.

Puede, sin embargo, modificar esto de acuerdo con las necesidades de su cuerpo.Por ejemplo, si está apuntándole a un arranque más tolerable, que sería de 10a 40 gramos diarios, su dieta diaria debería ser algo como alguna de estas:

Para descubrir los niveles correctos de macros para su cuerpo, aumente en pequeñas cantidades la ingesta de carbohidratos y reduzca la de grasas.Monitoree su progreso con cada ajuste que haga, para que pueda ver qué combinación es la correcta para usted.

UN VISTAZO DIARIO A LAS PRIMERAS DOS SEMANAS

Días 1-2:Primeros 2 Días
En la dieta baja en carbohidratos los primeros dos días son tan importantes como las primeras dos semanas.Aquí va a comenzar a romper el deseo de su cuerpo de más carbohidratos y más azúcar.Como

resultado, los primeros dos días son cruciales.Su cuerpo se ha acostumbrado a quemar glucosa y carbohidratos como combustible de sus músculos y de sus funciones corporales.Ahora, usted leestá enseñando a su cuerpo a usar en su lugar grasas.

Durante los primeros 2 días se sentirá irritable, débil y cansado.Estará anhelando alimentos azucarados, altos en carbohidratos.Si experimenta síntomas peores que estos, significa que su cuerpo tenía una adicción al azúcar mayor de la que imaginaba.

Otra razón por la qué son importantes estos 2 días es porque los niveles de glucosa en el cuerpo solo duran 2 a 3 días.Si ha evitado los carbohidratos durante estos días, ha impedido que su cuerpo almacene más glucosa como fuente de energía.Solo va a quemar lo que le quede de la glucosa almacenada en su cuerpo.

En cuanto a cuándo comenzar su dieta baja en carbohidratos se recomienda hacerlo un viernes en la noche.Así podrá pasar sus primeros dos días en la comodidad de su hogar.Estará irritable todo el día sin tener que aguantar a gente desu trabajo o de su universidad.Al tercer día, el lunes, podrá pasar a la siguiente parte de la primera fase de su dieta.

Días 3-7:Cambio de Metabolismo
El tercer día, puesto que ha agotado el almacenamiento de glucosa de su cuerpo, comenzará a quemar grasas y proteínas como fuente de energía.Al tener una fuente constante de energía, su cuerpo comenzará a funcionar normalmente otra vez.Su cerebro comenzará a aclararse y se sentirá de nuevo animado y enérgico.

Debe entonces aumentar su consumo de grasas mientras que reduce aún más su ingesta de carbohidratos.Si su cuerpo tiene almacenadas más grasas saludables, tendrá más combustible para quemar para obtener energía.No se preocupe por comer en exceso grasas saludables, ya que esto no es precisamente fácil de hacer.Usted no ha pensado sentarse a beber aceites saludables, ¿correcto?

A este ritmo, su metabolismo es ahora diferente.Ya no está quemando azúcar y carbohidratos, sólo grasas y proteínas.

Día 8-14:Rápida Pérdida de Peso
Después de una semana usted comenzará a sentirse mejor.Tendrá más energía y estará menos irritable.Habrán desaparecido esas situaciones de sus niveles de azúcar subiendo y bajando tipo montaña rusa.Ya no se sentirá inestable cuando tenga hambre.Tendrá menos cambios en su estado de ánimo.Lo que es aún mejor, puede experimentar una pequeña pérdida de peso durante este período.

Finalmente y poco a poco, puede reintroducir carbohidratos en su dieta.Puede incluir en sus comidas alimentos bajos en carbohidratos, manteniendo el consumo de grasas y proteínas.

DESPUÉS DE LAS PRIMERAS DOS SEMANAS

Durante este período, ahora debe ser capaz de:

- Aprender a contar carbohidratos
- Saber qué alimentos evitar
- Saber qué alimentos son nutritivos y puede comerlos.
- Seguir tomando diariamente 8 o más vasos de agua
- Eliminar de su cocina los restos de alimentos altos en carbohidratos, azúcar y comida chatarra

En la tercera semana, es hora de revisar su progreso. Asegúrese de que ha vigilado su dieta durante las últimas dos semanas. Si ha perdido peso, eso es bueno.
Permanezca en la fase 1 hasta que haya alcanzado su meta de peso. Si nada ha

cambiado, considere cambiar su estrategia ajustando sus macros.No se olvide de hacer un seguimiento de sus ajustes, para que sepa qué funciona en su caso.

MANTENIMIENTO: AÑADA MÁS CARBOHIDRATOS A SU DIETA

Cuando ya haya alcanzado su meta de peso, puede agregar más carbohidratos a su dieta.Coma carbohidratos buenos sólo para evitar que sus niveles de azúcar caigan y luego aumenten nuevamente.Cada semana puede agregar 5 gramos de carbohidratos buenos a su dieta.Notará que ya no está perdiendo peso pero tampoco lo está ganando.

Para servirle de guía en la compra de los alimentos adecuados y de cuáles para añadir a su dieta, pasemos al siguiente capítulo.

Capítulo 3: Compra de Alimentos Bajos en Carbohidratos

Aunque ya sabe qué alimentos evitar y cuáles comer durante las dos primeras semanas de su dieta baja en carbohidratos, todavía no sabecuáles incluir para mantener su peso.Es un poco difícil, especialmente cuando está haciendo lo mejor que puede para evitar en el supermercado los pasIllos con artículos "prohibidos".Aquí hay una estrategia de 3 pasos que puede ayudarle en la compra de alimentos con bajo contenido de carbohidratos.

PLAN DE ESTRATEGIA DE 3 PASOS PARA LA COMPRA DE ALIMENTOS BAJOS EN CARBOHIDRATOS

Paso 1: Prepare su Lista de Mercado

Antes de ir al supermercado prepare su propia lista de lo que va a comprar.Esto puede ahorrarle tiempo y dinero.Usted sabe lo que hay que comprar, así que en el supermercado puede ir derecho donde están esos artículos.Esto le va a ahorrar dinero porque una lista le ayuda a evitar comprar artículos que en realidad no necesita.Aquí está otro consejo para ahorrar dinero: aprovisiónese de vegetales.Son los alimentos más baratos y más saludables en su lista de mercado.

Teniendo en cuenta que todavía no está familiarizado con el mantenimiento de su peso en una dieta baja en carbohidratos, puede utilizar como guía la lista de alimentos de las dos primeras semanas.

Paso 2:Manténgase en el Perímetro

Una vez esté en el supermercado, evite en lo posible ir a los pasillos interiores, que son los que generalmente tienen la mayor parte de los alimentos procesados y altos en carbohidratos.Generalmente la mejor manera de hacerlo es darse una vuelta por los pasillos externos, o sea por el "perímetro" del supermercado.Casi siempre es allí donde están los alimentos enteros y frescos, o sea es el lugar donde puede encontrar casi todos los alimentos bajos en carbohidratos.

Puede comenzar en el área de los vegetales y las frutas y luego moverse a la sección de delicatesen o carnes, sin olvidar el área de pescados, y luego ir a los productos lácteos y a los huevos.Si necesita comprar otras cosas, vaya sólo a los pasillos a donde necesite ir.No vaya a las áreas que no están incluidas en su lista de compras.Mírelas si quiere, pero no visite esos pasillos.

Paso 3:Compre en el mercado del granjero local o en la carnicería.

Si hay artículos en su lista que no están en el supermercado, hay casos en los que puede ir donde un granjero local.Los hay incluso en las grandes ciudades.Los agricultores siempre están ansiosos de mostrar lo mejor de su cosecha.Allí puede conseguir alimentos orgánicos y sanos de la mejor calidad.Su producción además no es costosa porque no tienen que pasar por el proceso de reempaque.Los vegetales precortados y empacados y las frutas de los supermercados son caros debido al largo proceso por el que deben pasar.

Aparte de apoyar a los agricultores locales, si va directamente al carnicero local puedeencontrar alternativas más baratas para sus compras de carne.

Estas técnicas suenan fáciles.Si se enfoca en su objetivo final, sabe que lo que está haciendo valdrá la pena.Este no es el momento de actuar basado en su intuición.Siempre esté preparado cuando vaya al supermercado.

QUÉ DEBE INCLUIR EN SU LISTA DE COMPRAS

Después de sus dos primeras semanas, puede incluir en su lista de mercadolo siguiente:

Carnes, pescados y mariscos, aves de corral y huevos

La carne es un alimento básico en la dieta baja en carbohidratos.Debe siempre incluirla en su carrito de mercado.Si todavía está en la fase de inducción, evite las ostras y el hígado de cerdo.Tienen carbohidratos.Los huevos son bajos en carbohidratos y son una buena fuente de grasa saludable.

Aquí está una lista más detallada:

Carne y Pollo	Carnes Frías	Pescados y Mariscos
Carne molida Carne en trozos o filetes Asados de carne o de res	Jamón prosciutto Boloña y salami Salami tipo	Pescado fresco o congelado Salmón fresco o de lata Atún en aceite

Costilla de cerdo o de res Chuletas, lomos y filetes de cerdo Salchichas, jamón y tocino Pollo (entero o por piezas) Pavo molido	pepperoni Cortes fríos como el pastrami (revise que no tenga azúcar añadida) y pechuga de pavo	o en agua Camarones frescos o congelados Cangrejos Langosta Ostras y mejillones

Productos lácteos y queso

Ahora puede añadir esto a su dieta: yogur entero (sin descremar), yogur griego (solo natural o sin descremar), ricota, quesos blandos (tipo granjero o Muenster) y crema agria.

Grasas y aceites saludables

Evite los aceites hidrogenados, incluso los parcialmente hidrogenados. No son buenos para su salud. Use solo aceites altos en ácidos grasos Omega-3, como el aceite de pescado.Son buenos para el corazón.

Alimentos congelados
Aunque en la fase de inducción no están permitidos los alimentos procesados, ahora ya puede comer alimentos congelados.Solo no se olvide de leer las etiquetas.Revise la cantidad de carbohidratos y de fibra en ellos.

Los alimentos congelados también son ideales para preparaciones de comida.
Con ellos todo se hace rápido, por lo que ahorran tiempo y energía.Una opción es comprar alimentos frescos, dividirlos en porciones, y una vez en bolsas congelarlos.También puede hacer esto con sus carnes, pescados y pollo.

Enlatados
Al igual que con los alimentos congelados, cuando esté comprando productos enlatados debe leer las etiquetas.También

son una gran manera de ahorrar tiempo y energía.

Sin embargo, evite las frutas en conserva con almíbar o las conservas vegetales que tienen contenidoalto de sodio.Busque frijoles de soya o negros, aceitunas y leche de coco sin azúcar.Aquí está una lista completa de conservas permitidas en la dieta baja en carbohidratos:

Mantequilla de maní	Elija la natural y sin azúcar.No olvide refrigerarla después de abrirla.
Sopas	Caldo de pollo y de verduras
Vegetales enlatados	Sauerkraut o col agria Chiles verdes, chiles tipo chipotle y pimientos rojos asados Champiñones Corazones de alcachofa Frijoles verdes Corazones de Palmito Okra o quimbombó

	(revise sin embargo las etiquetas para la adición de azúcar)
Salsas	Salsa para pasta incluyendo salsa Alfredo sin espesante ni azúcar añadida Salsa para pizza
Productos de tomate	Pasta de tomate, salsa de tomate, tomates secos en aceite (añadiendo incluso muy pocos dan mucho sabor) y tomates enlatados.Siempre busque marcas con menor contenido de carbohidratos netos.
Carne	Aparte de lo mencionados antes, puede añadir sardinas y anchoas, salchichas tipo Viena y carne de almuerzo, pero sólo en pequeñas porciones.La carne real sigue siendo más saludable.

Nueces y semillas

Los frutos secos y semillas son siempre opciones saludables.La harina, leche, mantequilla y aceitesde almendras, linaza o de coco son siempre los mejores.También son perfectos cuando vaya a hornear algo. Otros incluyen.

Nueces	Semillas
Almendras	Semillas de ajonjolí
Avellanas	Semillas de calabaza
Nueces de macadamia	Semillas de girasol
Nueces	
Nueces tipo pecans	

Usted puede crear su propia mezcla con estos frutos secos, y si los congela le durarán más tiempo.

Condimentos y especias

Algunas especias realmente aumentan la capacidad de pérdida de peso de su cuerpo, sobre todo mientras esté en cetosis.Para aumentar el poder de su cuerpo para quemar grasa, agregue lo siguiente a su dieta:

- Mostaza
- Aderezo de ensalada
- Salsa de soya (si no es alérgico al gluten)
- Salsa picante
- Salsa pesto
- Mayonesa entera
- Relish de pepinillos
- Cubos de caldo
- Salsa
- Vinagre: de vino y de sidra. Use vinagre balsámico en pequeñas cantidades
- Alcaparras, aceitunas y rábano picante
- Jugo de limón o de lima

Al elegir sus condimentos, siempre busque los que no sean azucarados, y sean sin azúcar o sin azúcar añadida.Debe buscar estos tipos.Evite los que tengan azúcar.

Edulcorantes artificiales
Puede incluir en su lista de mercado la sucralosa (como Splenda) y la sacarina (como SweetN' Low).Sin embargo, tómelas solo en pequeñas cantidades.También se permiten las alternativas naturales como el Eritritol y la Estevia.

Ingredientes para cocinar y hornear
Si sabe hornear, puede preparar sus propios postres bajos en carbohidratos. Aquí está lo que se puede utilizar en la dieta baja en carbohidratos:

- Harina: las de almendra, coco y otros frutos secos son buenas alternativas.Siempre guarde en el congelador su harina baja en carbohidratos para hacerla durar más tiempo, incluso más allá de su fecha de vencimiento.
- Como espesante puede usar la goma xantana.
- Como saborizante y colorante puede usar extractos de almendras, limón o

vainilla.Revise que no tenganazúcar añadida, pues debe evitarla.
- Incluya proteína de suero de leche en polvo, que es buena para batidos y bebidas que reemplazan la comida.Puede elegir entre chocolate, vainilla y sin sabor.
- Polvo de cacao sin azúcar o de chocolate amargo.
- Gelatina sin azúcar sin sabor.
- Palitos de carne deshidratada tipo jerky.
- Chicharrones de cerdo.Cuando se muelen, son un buen sustituto de las migas de pan

Frutas y vegetales

Las frutas y vegetales son siempre buenas fuentes de carbohidratos buenos.Aunque en la fase de inducción inicial no están permitidos los alimentos procesados, ahora ya puede comerlos aunque sin exagerar.Una vez que haya llegado a su peso objetivo, pueden añadir las frutas que desee.

Todavía debe tener en su dieta vegetales de hojas verdes y los de colores brillantes.Sin embargo, ahora puede añadir a su dieta vegetales con almidón.

Las frutas y vegetales se colocan de últimos en la lista porque la lista detallada es bastante larga.Estos son los más recomendados:

Frutas bajas en carbohidratos (porción, carbohidratos netos en gramos)

Frutas bajas en carbohidratos (porciones, carbohidratos netos en gramos)	
Cereza Acai, 1 oz, 5g	Kiwi, 1 entero, 8,7 g
Manzana, ½ pieza, 8,7 g	Mango, ¼ taza, 6,3 g
Albaricoque, ¼ taza, 3g	Parchita o Maracuyá, ¼ taza, 7,7 g
Aguacate, ½ taza, 1g	Durazno, 1 pequeño, 7,2 g
Bananas, ½ pequeña, 10,1 g	Peras, 1/2 de media, 10,3 g
Moras, ¼ taza, 2,7 g	Caqui, 1/2 de uno pequeño, 4.1g
Frambuesa azul, ½	Piña, ¼ taza, 4.8g

taza, 3,7 g
Arándano azul, ¼ taza, 4g
Melón, ½ taza, 7g
Cerezas, ¼ taza, 4,2g
Cocos, ¼ taza, 1,3 g
Arándano agrio, ¼ taza, 2g
Grosellas, ¼ taza, 4g
Saúco, ¼ taza, 4g
Grosella europea, ¼ taza, 9g
Uvas, ¼ taza, 6,7 g
Toronja (roja), ½ fruta, 7,9g
Guayaba, ½ taza, 5,3 g
Melaza, ¼ taza, 3,6 g
Limón, ¼ taza, 3-5 g

Ciruela, ¼ taza, 7,6 g
Granada, 1/4 de una, 10g
Nopal, 1 entero, 6,2 g
Pasas, Golden, 1 cucharada, 6,8 g
Pasas sin semilla, 1 cucharada, 6,8 g
Frambuesas, ¼ taza, 1,7 g
Frambuesa roja, ½ taza, 3,4 g
Ruibarbo, ½ taza, 1,7 g
Carambola, ¼ taza, 3g
Fresas, en rodajas, ½ taza, 4,7 g
Mandarina, 1 pequeña, 8,8 g
Sandía, ½ taza, 5,2 g

Vegetales bajos en carbohidratos

(porciones, carbohidratos netos en gramos)	
Brotes de alfalfa, 1 taza/crudo, 0,4 g	Puerros, ¼ taza/hervido, 1,7 g
Rúgula, ½ taza/crudo, 0,2g	Lechuga Iceberg, ½ taza, 0,1 g
Corazones de alcachofas, 1/en agua, 1,0g	Champiñones, ½ taza, 1,2g
Espárragos, 6 tallos/hervido, 2.4g	Okra o quimbombó, ½ taza, 2,4g
	Aceitunas, verdes, 5, 2.5g
Aguacate, 1 entero/crudo, 3,5 g	Aceitunas, negras, 5, 0.7g
Brotes de bambú, 1 taza/hervido, 1,1 g	Cebolla, ¼ taza/cruda, 2,8 g
	Perejil, 1 cda, 0,1 g
Remolacha, ½ taza/enlatada, 4,7g	Guisantes, 1/2 taza con vainas, 3,4 g
	Pimientos, ½ taza crudos, 2,3 g
Col china, 1, 0,8g	Calabaza, ¼, taza/hervida, 2.4g
Brócoli, ½ taza/hervido, 1,6 g	
Coles de Bruselas, hervidas, ¼ taza,	Radicchio o achicoria roja, ½ taza/cruda, 0,7 g

2,4 g Repollo, ½ taza, 2,0g Coliflor, ½ taza, 1,0 g Apio, 1 tallo, 0,8g Acelga, ½ taza, 1,8g hervida Hojas de achicoria, ½ taza/cruda, 0,6g Cebollino, 1 cda, 0,1 g Berza, ½ taza, 4,2 g Pepino, ½ taza, 1,0 g Nabo japonés, ½ taza, 1,0 g Berenjena, ½ taza, 1,8 g Endibia, ½ taza, 0,0g Escarola, ½ taza, 0.0g Hinojo, 1 taza, 3,6 g Jícama, ½ taza, 2,5	Rábanos, 10/crudo, 0,9 g Ruibarbo, 1/2 taza, sin azúcar, 1,7 g Lechuga romana, ½ taza, 0,2 g Sauerkraut o col agria, 1/2 taza de lata, 1,2g Calabaza cabello de ángel, ½ taza, 2,0g hervido Espinaca, cruda ½ taza, 0,2 g Calabacín amarillo, ½ taza, 2.0g, hervido Tomate, 1 crudo, 4,3 g Nabos, ½ taza, 2,2 g hervidos Castañas de agua, ½ taza/en lata, 6,9g Calabacín, 1/2 taza salteadas, 2,0g

g Col rizada, ½ taza, 2,4 g	

Ahora ya sabe qué hacer, ahora a comenzar.¡Buena suerte!

Conclusión

¡Gracias otra vez por descargar este libro!

Espero que este libro le haya ayudado a empezar con el *Protocolo para Principiantes de la Dieta Baja en Carbohidratos*.Me ha ayudado a adelgazar, a desempeñarme mejor y a pensar más rápido.Realmente creo que el estilo de vida de dieta baja en carbohidratos es el camino a seguir para la mayoría de las personas.Una vez que haya pasado a través de la niebla inicial, hay todo un mundo nuevo al otro lado.

El siguiente paso es comenzar a tomar acción.No deje a un lado este libro sin antes comenzar a poner en práctica estos métodos.Muchas personas no habrán terminado aún este libro, usted sí, y ahora tiene el poder para comenzar a crear un estilo de vida libre de desorden por ahora y para siempre.

Le deseo la mejor de las suertes para su éxito continuado.

Antes de irnos, me gustaría decirle "gracias" por la compra de mi libro.

Usted podría haber escogido entre docenas de libros sobre cómo perder peso con la dieta baja en carbohidratos, pero usted tuvo oportunidad de ver este.

Así que, gracias por descargar este libro y por leerlo hasta el final.

Ahora me gustaría pedir un «pequeño» favor.Podría por favor tomarse un minuto o dos y dejar un comentario sobre este libro.Esta información me ayudará a seguir escribiendo el tipo de libros que ayudan a obtener resultados.

Y si le encantó el libro, entonces por favor déjemelo saber :-)

Parte 2

Introducción

Carbohidratos (Carbs): Se refiere a cualquier alimento particularmente rico en almidón de carbohidratos complejos (como pastas, panes, cereales) o carbohidratos simples como el azúcar que se encuentra en las mermeladas y que proporciona calor y energía al cuerpo y está compuesto de oxígeno, hidrógeno y carbono. Sin embargo, los carbohidratos se agrupan en carbohidratos altos, bajos en carbohidratos, carbohidratos buenos, carbohidratos malos, glucémicos altos y bajos, lo que hace que la comprensión de los carbohidratos sea más esotérica. Los carbohidratos de la dieta se pueden dividir en tres categorías principales:

Azúcares: Carbohidratos dulces de cadena corta que se encuentran en alimentos como la glucosa, fructosa, galactosa y sacarosa.

Almidones: Largas cadenas de moléculas de glucosa, que eventualmente se descomponen en glucosa en el sistema digestivo.

Fibra: Los seres humanos no pueden digerir la fibra, aunque las bacterias en el sistema digestivo pueden hacer uso de algunas de ellas.

Los carbohidratos proporcionan al cuerpo las fuentes de almidón y fibra que ayudan al cuerpo a regular los niveles de azúcar en la sangre; prevenir el uso de proteínas para obtener energía y la fibra dietética ayuda a proteger contra las enfermedades cardíacas y el cáncer. Se ha documentado en literaturas que comer muy poco carbohidratos puede llevar a niveles bajos de azúcar en la sangre causando debilidad; afecta la concentración debido al bajo suministro de glucosa al cerebro; Un riesgo para las personas con diabetes y el cuerpo comenzará a utilizar un poco de grasa almacenada que altera el sistema del cuerpo.

Carbohidratos buenos y malos

Como regla general, los carbohidratos que

están en su forma natural y rica en fibra son saludables, mientras que los que han sido despojados de su fibra no lo son. Con la mentalidad anterior, algunos carbohidratos son buenos mientras que los otros son malos; Aunque las personas atribuyen esto al índice glucémico, a las oleadas de insulina, a los tipos de carbohidratos, etc., echemos un vistazo a lo que realmente significa:

Buenos carbohidratos: Los carbohidratos "buenos" se usan para describir los alimentos que tienen más fibra y carbohidratos complejos al elegir los carbohidratos ricos en fibra de los grupos de vegetales, frutas y granos y evitar los azúcares agregados. Las características de los carbohidratos buenos se enumeran a continuación:

• La densidad calórica es baja o moderada.
• Alta en una enorme variedad de nutrientes.
• Devorado en azúcar reducido y en granos refinados.

- Alto contenido en fibra natural.
- Baja en grasas saturadas
- Bajo en sodio
- Poco o nada de colesterol

Los carbohidratos buenos incluyen todas las verduras (verduras de hojas verdes oscuras, todo tipo de pimientos, coles, etc.), la mayoría de las frutas enteras (bayas, árboles, piedra y cítricos, uvas, etc.), legumbres (cacahuetes, frijoles, anacardos, etc.), nueces (Almendras, nueces, pistacho, etc.), semillas (semillas de lino, semillas de calabaza, semillas de girasol, etc.), granos enteros (pasta integral, avena entera, etc.), tubérculos (batatas, etc.), productos lácteos (leche entera, queso). , Mantequilla, etc.), Snacks (aceitunas, encurtidos, etc.), Condimentos, Edulcorantes y Bebidas.

Malos carbohidratos: Estos son alimentos con carbohidratos refinados, lo que significa que están hechos de harina blanca y azúcares agregados. En contraste con lo anterior, los carbohidratos malos generalmente se caracterizan por:

- Baja calidad de fibra
- A menudo muy alto en sodio
- Alto en grasas saturadas (a veces)
- A veces alto en colesterol
- Bajo en muchos nutrientes
- La densidad de calorías es alta
- Alto contenido en azúcar refinada y granos refinados.

Los carbohidratos malos incluyen bebidas azucaradas (Coca cola, Pepsi, etc.), jugos de frutas, pan blanco, pasteles y tartas, helados, dulces y chocolates, papas fritas y papas fritas, etc. Estas comidas pueden ser moderadas para algunas personas. Pero muchos lo harán mejor evitándolos tanto como sea posible.

En conclusión, es aconsejable adoptar los medios para consumir buenos carbohidratos para tener una buena dieta que pueda llevar a un cuerpo delgado y una buena salud. Bueno, como se dijo anteriormente, los carbohidratos malos no son tan malos para algunas personas si se siguen con cautela y moderación.

Carbohidratos simples y complejos.

Los nutricionistas a menudo se refieren a los carbohidratos como simples o complejos. Sin embargo, el término complejo de carbohidratos fue utilizado por primera vez por el Comité Senatorial de Nutrición y Necesidades Humanas del EE. UU., Estados Unidos (1997), donde se pretendía distinguir los azúcares de otros carbohidratos. El uso estándar por lo tanto, es clasificar los carbohidratos químicamente. Por lo tanto, hay dos tipos / formas / tipos de carbohidratos: carbohidratos simples (azúcares) y carbohidratos complejos (almidones). La diferencia entre un carburador simple y complejo radica en la rapidez con la que se digiere y se absorbe, así como su estructura química.

Carbohidratos simples: estos carbohidratos están compuestos de azúcares (como la fructosa y la glucosa) que tienen estructuras químicas simples compuestas por un solo azúcar (monosacáridos) o dos azúcares (disacáridos). Los carbohidratos simples son utilizados fácil y rápidamente por el cuerpo para obtener energía debido a su estructura química simple, que a menudo conduce a un aumento más rápido del azúcar en la sangre y la secreción de insulina del páncreas, lo que puede tener efectos negativos para la salud. Se absorben inmediatamente con la ayuda de la enzima, la insulina, que se almacena y libera en el páncreas. Al comer carbohidratos simples, comer una pequeña cantidad de proteína o grasa junto con esto disminuirá la absorción de los carbohidratos. Los carbohidratos simples incluyen azúcares que se encuentran en una variedad de fuentes de alimentos naturales como frutas, verduras y leche, y le dan a los alimentos un sabor dulce; Debido a que los azúcares no proporcionan nutrición aparte de la energía (por lo tanto, las personas que buscan perder peso también se benefician de la eliminación de las fuentes de azúcar agregada de su dieta).

Carbohidratos complejos:

estos carbohidratos tienen estructuras químicas más complejas, con tres o más azúcares unidos entre sí (conocidos como oligosacáridos y polisacáridos). Son almidones y tardan más en digerirse que los carbohidratos simples, lo que significa que tienen menos impacto inmediato en el azúcar de la sangre, lo que hace que aumente más lentamente. Los carbohidratos complejos pasan un período de tiempo más largo en el intestino delgado, pueden almacenarse más tiempo en el hígado y dispersarse en el torrente sanguíneo a un ritmo más lento según sea necesario para obtener energía; Además, la insulina no tiene que trabajar tan rápido para distribuir estos carbohidratos, ya que se descomponen lentamente. Los carbohidratos complejos se conocen como fibra y sirven como una función nutritiva para el cuerpo. Se encuentran en los granos, algunas verduras y legumbres y son ricos en vitaminas B, fibra y hierro, los carbohidratos complejos de los granos son la mejor fuente de energía del cuerpo porque se queman de manera constante y de liberación prolongada. Proporcionan energía sostenida para eventos atléticos y pueden ayudar a controlar las irregularidades de azúcar en la sangre; la fibra que se encuentra en los carbohidratos complejos, las frutas y los vegetales puede ayudar a reducir el colesterol en la sangre en algunas personas cuando se ingieren como parte de una dieta baja en grasas; pero otros alimentos llamados carbohidratos complejos, como el pan blanco y las papas blancas, contienen principalmente almidón, pero poca fibra u otros nutrientes beneficiosos. Los ejemplos de carbohidratos complejos incluyen pastas de trigo integral y de grano entero, panes y cereales, legumbres, frijoles, arroz integral y verduras con almidón (guisantes, maíz y papas). Sin embargo, dividir los carbohidratos en simples y complejos no tiene en cuenta el efecto de los carbohidratos en el azúcar en la sangre y las enfermedades crónicas.

Dividir los carbohidratos en simples y complejos tiene sentido a nivel químico. Pero no sirve mucho para explicar lo que sucede con los diferentes tipos de carbohidratos dentro del cuerpo. Por ejemplo, el almidón en pan blanco y papas fritas a la francesa claramente califica como un carbohidrato complejo. Sin embargo, el cuerpo convierte este almidón en azúcar en la sangre casi tan rápido como procesa la glucosa pura. La fructosa (azúcar de la fruta) es un carbohidrato simple, pero tiene un efecto mínimo sobre el azúcar en la sangre. Un nuevo sistema, llamado índice glucémico (IG), tiene como objetivo clasificar los carbohidratos según la rapidez y el aumento de azúcar en la sangre en comparación con la glucosa pura (Ludwig, 2007). Los alimentos con un índice glucémico alto, como el pan blanco, causan aumentos rápidos en el azúcar en la sangre, mientras que los alimentos con un índice glucémico bajo como la avena entera se digieren más lentamente, lo que provoca un cambio más bajo y más suave en el azúcar en la sangre. Los alimentos con un puntaje de 70 o más se definen como que tienen un índice glucémico alto; aquellos con un puntaje de 55 o menos tienen un índice glucémico bajo. Recientes estudios realizados por la Escuela de Salud Pública de Harvard muestran que las dietas cargadas con alimentos con un IG elevado aumentan el riesgo de diabetes tipo 2, enfermedad coronaria y obesidad. De hecho, la Organización Mundial de la Salud está encabezando un movimiento para incluir las clasificaciones de IG en las etiquetas de los alimentos, y varios productos en Australia ya están a la altura.

La insulina y el efecto que tienen los carbohidratos en el azúcar en la sangre.

Cuando comes un alimento que contiene carbohidratos, el sistema digestivo descompone los digestibles en azúcar, que luego entra en la sangre. A medida que aumentan los niveles de azúcar en la sangre, las células especiales en el páncreas producen más y más insulina, una hormona que le indica a las células que absorban el azúcar en la sangre para obtener energía o almacenamiento. A medida que las células absorben el azúcar en la sangre, sus niveles en el torrente sanguíneo comienzan a disminuir. Ahí es cuando otras células en el páncreas comienzan a producir glucagón, una hormona que le dice al hígado que comience a liberar azúcar almacenada. Esta interacción de insulina y glucagón garantiza que las células de todo el cuerpo, y especialmente en el cerebro, tengan un suministro constante de azúcar en la sangre. Sin embargo, la insulina se produce en el páncreas en grandes cantidades, previene la quema de grasa y almacena los nutrientes en exceso en las células adiposas. Después de un tiempo (unas pocas horas o menos), esto puede provocar una escasez de nutrientes en la sangre, lo que creará sentimientos de hambre y antojos de algo dulce. Por lo general, en ese momento las personas comen de nuevo y esto inicia el proceso nuevamente: un círculo vicioso que conduce al aumento de peso. Por otro lado, es esencial que se recomiende una ingesta baja de carbohidratos porque le proporciona un nivel de glucosa en sangre más bajo y más estable, y cantidades más bajas de insulina. Esto aumenta la liberación de grasa de sus almacenes de grasa y aumenta la quema de grasa. Esto generalmente conduce a la pérdida de grasa, especialmente alrededor del abdomen en personas obesas del abdomen. La insulina básicamente hace los siguientes trabajos:

• Convierte el azúcar en la sangre en grasa en las células al decirle al cuerpo que almacene toda la grasa que pueda mientras el azúcar está disponible.
• Le dice a las células que no quemen ningún hecho, ya que hay muchas moléculas de azúcar para quemar

- Te hace desear más carbohidratos

Independientemente del efecto dañino de los carbohidratos, son una parte saludable e importante de una dieta nutritiva. Sin embargo, algunos carbohidratos tienen más beneficios para la salud que otros. Por ejemplo, los alimentos integrales y las frutas son opciones más saludables que los dulces y los refrescos, ya que proporcionan fibra, vitaminas y otros nutrientes. Comer mucha fibra puede incluso ayudar a disminuir la absorción de azúcar en el cuerpo cuando se come junto con azúcar en la misma comida. Todos necesitamos fibra, y la mayoría de la gente no tiene suficiente. Algunos expertos piensan que las personas con diabetes deben comer más fibra que las personas sin diabetes para ayudar a controlar el azúcar en la sangre.

A pesar de los puntos mencionados anteriormente sobre la importancia de los carbohidratos para el cuerpo y su estructura, se debe tener en cuenta que la ingesta de más carbohidratos en el cuerpo también reduce significativamente su sistema. Sobre la base de lo anterior, por lo tanto, es imperativo educarlo sobre hechos bajos en carbohidratos, que constituyen la forma de dieta más saludable.

¿Qué son las dietas bajas en carbohidratos?

Las dietas bajas en carbohidratos o las dietas bajas en carbohidratos son programas dietéticos que restringen el consumo de carbohidratos, a menudo para el tratamiento de la obesidad o la diabetes. El término "dieta baja en carbohidratos" se aplica generalmente a las dietas que restringen los carbohidratos a menos del 20% de la ingesta calórica, pero también puede referirse a las dietas que simplemente restringen o limitan los carbohidratos a proporciones menores que las recomendadas (generalmente menos del 45% del total), energía proveniente de los carbohidratos) y varía de una dieta a otra. A continuación se incluye una definición agregada de carbohidratos bajos según lo definido por algunas fuentes:

• La Academia Americana de Médicos de Familia define las dietas bajas en carbohidratos como las dietas que restringen la ingesta de carbohidratos de 20 a 60 gramos por día, típicamente menos del 20% de la ingesta calórica.
• La dieta real baja en carbohidratos basada en alimentos implica comer alimentos naturales, sin procesar y con un bajo contenido de carbohidratos.
• La dieta baja en carbohidratos se puede referir a una dieta baja en insulina porque mantiene la insulina baja.
• Otros llaman a la dieta baja en carbohidratos como una dieta alta en grasas o una dieta alta en proteínas o incluso una dieta alta en fibra.

No hay consenso sobre la definición de una dieta baja en carbohidratos porque lo que significa el bajo contenido de carbohidratos depende de la dieta y de cómo se sigue. Es importante comprender exactamente qué tipo de dieta baja en carbohidratos se investigó, que puede variar entre el 45% y menos del 5% de sus calorías provenientes de carbohidratos cuando se analizan las documentaciones de las literaturas. La mayoría de los investigadores con experiencia en el campo de las dietas bajas en carbohidratos generalmente basan sus estudios en dietas que proporcionan entre 30 y 100 g de carbohidratos por día acompañados de una cantidad moderada de proteínas (15 a 30% de calorías), con grasas que proporcionan el resto de las necesidades energéticas diarias. Las dietas populares bajas en carbohidratos incluyen la dieta del Dr. Atkins y las dietas de South Beach.

Dietas del Dr. Atkins:

Los principales objetivos de la dieta Atkins son eliminar los "antojos de carbohidratos", "restablecer" el metabolismo del cuerpo e inducir la pérdida de grasa al eliminar los alimentos que contienen carbohidratos. La premisa es que todos los alimentos que contienen carbohidratos, independientemente de si son altos en fibra, contienen granos enteros o tienen vitaminas y minerales, son responsables del aumento de peso debido a la forma en que afectan el azúcar en la sangre y la hormona insulina. El Dr. Atkins publicó la actualización de sus dietas en su libro y se dice que fue el comienzo de un cambio en la dieta de los Estados Unidos en ese momento. Los médicos basaban sus principios en carbohidratos bajos y se informó que aproximadamente el 18% de la población estaba usando un tipo de dieta baja en carbohidratos.

La dieta de South Beach:

similar a Atkins, la dieta de South Beach también se enfoca en eliminar los "antojos de carbohidratos" y promover la pérdida de peso al eliminar los carbohidratos y permitir alimentos ricos en proteínas y altos en grasa durante las dos primeras semanas. Enfatiza el consumo de alto contenido de fibra, carbohidratos de bajo índice glucémico, grasas no saturadas y proteínas magras, y clasifica los carbohidratos y las grasas como buenas o malas. A diferencia de la dieta Atkins, la dieta South Beach no limita la ingesta de carbohidratos ni permite el consumo ilimitado de alimentos ricos en proteínas y grasas después de las dos primeras semanas. En cambio, los carbohidratos se "re-introducen" con una dieta modificada que incluye pequeñas porciones de carbohidratos, como los productos integrales (panes, cereales y pastas), que son altos en fibra y tienen un "índice glucémico bajo".

Aunque las dietas bajas en carbohidratos se discuten con mayor frecuencia como un enfoque de pérdida de peso, algunos expertos han propuesto utilizar dietas bajas en carbohidratos para mitigar o prevenir enfermedades, como diabetes, enfermedades metabólicas, epilepsia, enfermedades cardiovasculares y presión arterial alta.

¿Cómo funcionan los carbohidratos bajos?

Cuando comes carbohidratos (carbohidratos), tu cuerpo libera insulina en el torrente sanguíneo. La insulina le dice a la mayoría de las células que absorban el azúcar de la sangre y le dice a sus células grasas que no liberen grasa para quemar (porque ya hay carbohidratos en la sangre para quemar). Sin embargo, una dieta baja en carbohidratos como la dieta Atkins o South Beach o ProteinPower varían en cuanto a la cantidad de carbohidratos, pero el promedio aproximado es de treinta carbohidratos por día. En ese nivel, el cuerpo no inyecta mucha insulina en su sistema, por lo que el cuerpo quema cualquier grasa que contenga como combustible, y si se necesita más, las células grasas liberan grasa en el torrente sanguíneo para ser quemadas como combustible. Pero cuando comes una gran cantidad de carbohidratos, tu cuerpo libera insulina en gran cantidad, lo que hace que sea casi imposible quemar grasas y que sea muy fácil aumentar de peso. Esta es la razón por la que las personas pierden peso con tanta facilidad y rapidez cuando reducen los carbohidratos: porque los carbohidratos aumentan la insulina, lo que lleva al almacenamiento de grasas y evita que se quemen. En resumen, una dieta muy baja en almidones y azúcares induce varias respuestas adaptativas, ya que un bajo nivel de glucosa en la sangre hace que el páncreas produzca glucagón, lo que estimula al hígado a convertir el glucógeno almacenado en glucosa y liberarlo en la sangre. Cuando se agotan las reservas de glucógeno en el hígado, el cuerpo comienza a usar ácidos grasos en lugar de glucosa.

Beneficios de las dietas bajas en carbohidratos

Las pautas dietéticas para los estadounidenses de 2010 recomiendan comer alimentos saludables como verduras, frutas, granos enteros, productos lácteos sin grasa o con bajo contenido de grasa, mariscos, y consumir menos sodio, grasas saturadas, grasas trans, azúcares agregados y granos refinados que son características probadas de una dieta baja en carbohidratos. Una dieta baja en grasas puede ser preferible para algunas personas, mientras que otras pueden hacerlo mejor con una dieta baja en carbohidratos, pero las investigaciones han demostrado que pueden ser más beneficiosas que otros patrones dietéticos. Éstos son algunos de los beneficios de las dietas bajas en carbohidratos:

Mejora el patrón de colesterol LDL:

las lipoproteínas de baja densidad (LDL) a menudo se denominan partículas de colesterol "malo" y existen en diferentes tamaños. Por un lado tenemos las moléculas grandes, esponjosas, como bolas de algodón, y por otro lado, las moléculas pequeñas y densas. Se sabe que las personas con LDL alto son mucho más propensas a sufrir ataques cardíacos; sin embargo, lo que los científicos han aprendido ahora es que el tipo de LDL importa, aunque no todos son iguales. Los estudios muestran que las personas cuyas partículas de LDL-C son predominantemente pequeñas y densas, tienen un riesgo tres veces mayor de enfermedad coronaria del corazón. Resulta que las dietas bajas en carbohidratos en realidad hacen que las partículas LDL pasen de pequeñas a grandes, al tiempo que reducen el número de partículas LDL que flotan en el torrente sanguíneo.

Los triglicéridos mejorarán:

los triglicéridos son moléculas de grasa y sus niveles en sangre se han convertido en un factor de riesgo muy importante para la enfermedad cardiovascular. El nivel alto de triglicéridos en el suero se asocia con un metabolismo anormal de las lipoproteínas, así como con otros factores de riesgo que incluyen obesidad, resistencia a la insulina, diabetes mellitus y niveles más bajos de colesterol HDL. Las dietas bajas en carbohidratos son muy efectivas para reducir los triglicéridos en la sangre, que son moléculas de grasa en la sangre y un factor de riesgo bien conocido para la enfermedad cardíaca.

Pérdida de peso:

los estudios muestran que las personas que siguen dietas bajas en carbohidratos pierden más peso y más rápido que las personas que siguen una dieta baja en grasas, incluso cuando las personas que hacen dieta baja en grasas están restringiendo activamente las calorías. Una de las razones de esto es que las dietas bajas en carbohidratos tienden a eliminar el exceso de agua del cuerpo porque disminuyen los niveles de insulina, los riñones comienzan a eliminar el exceso de sodio, lo que lleva a una rápida pérdida de peso en la primera semana o dos. La cantidad de pérdida de peso puede variar de una persona a otra y también dependerá de cuán agresivo sea para deshacerse del azúcar y los carbohidratos. Casi sin excepción, las dietas bajas en carbohidratos conducen a una mayor pérdida de peso que las dietas con las que se comparan, especialmente en los primeros 6 meses.

El colesterol HDL mejorará:

la lipoproteína de alta densidad (HDL, por sus siglas en inglés) a menudo se denomina colesterol "bueno". En realidad, es incorrecto llamarlo "colesterol", ya que todas las moléculas de colesterol son iguales. HDL y LDL se refieren a las lipoproteínas que transportan el colesterol en la sangre; mientras que las LDL transportan el colesterol desde el hígado hasta el resto del cuerpo, las HDL transportan el colesterol fuera del cuerpo y hacia el hígado, donde pueden reutilizarse o excretarse. El colesterol HDL está inversamente relacionado con la enfermedad coronaria y la mortalidad por otras enfermedades cardiovasculares tanto en hombres como en mujeres. Las dietas bajas en carbohidratos tienden a ser altas en grasa, lo que conduce a un aumento impresionante en los niveles de HDL en la sangre.

El azúcar en la sangre y los niveles de insulina se reducen:

cuando comemos carbohidratos, se dividen en azúcares simples (principalmente glucosa) en el tracto digestivo y luego ingresan al torrente sanguíneo y elevan los niveles de azúcar en la sangre. Debido a que los niveles altos de azúcar en la sangre son tóxicos, el cuerpo responde con una hormona llamada insulina, que le dice a las células que lleven la glucosa a las células y que comiencen a quemarla o almacenarla. Para las personas que están saludables, la rápida respuesta a la insulina tiende a minimizar el "aumento" del azúcar en la sangre para evitar que nos dañe. Los estudios han demostrado que las dietas bajas en carbohidratos reducen los niveles de glucosa en ayunas y hemoglobina glucosada, y esto puede ser beneficioso, en particular si tiene diabetes o prediabetes, que es bastante común entre las personas con el síndrome metabólico. La mejor manera de reducir el azúcar en la sangre y los niveles de insulina es reducir el consumo de carbohidratos. Esta también es una forma muy efectiva de tratar y posiblemente revertir la diabetes tipo II.

La presión arterial tiende a disminuir:

la presión arterial alta es uno de los factores de riesgo conocidos más fuertes para insuficiencia renal, accidente cerebrovascular y enfermedad cardíaca. Por lo tanto, reducir la presión arterial se considera un paso muy importante para reducir el riesgo de enfermedad cardiovascular. Los estudios muestran que la reducción de carbohidratos conduce a una reducción significativa de la presión arterial, lo que debería conducir a un riesgo reducido de muchas enfermedades comunes.

Síndrome metabólico inverso:

el síndrome metabólico es una condición médica que está altamente asociada con el riesgo de diabetes y enfermedad cardíaca.

Sus síntomas son: obesidad anormal, presión arterial elevada, niveles elevados de azúcar en la sangre, niveles bajos de HDL y triglicéridos altos que se reducen drásticamente en una dieta baja en carbohidratos. Las dietas bajas en carbohidratos revierten eficazmente los 5 síntomas clave del síndrome metabólico, una condición grave que predispone a las personas a padecer enfermedades cardíacas y diabetes tipo II.

Las dietas bajas en carbohidratos son terapéuticas para varios trastornos cerebrales:

a menudo se afirma que la glucosa es necesaria para el cerebro, pero es cierto. Una parte del cerebro solo puede quemar glucosa, por eso el hígado produce glucosa a partir de proteínas si no ingerimos carbohidratos, aunque una gran parte del cerebro también puede quemar cetonas, que se forman durante la inanición o cuando la ingesta de carbohidratos es muy baja. Este es el mecanismo detrás de la dieta cetogénica, que se ha utilizado durante décadas para tratar la epilepsia en niños que no responden al tratamiento farmacológico. Las dietas muy bajas en carbohidratos / cetogénicas también se están estudiando para otros trastornos cerebrales, como la enfermedad de Alzheimer y la enfermedad de Parkinson.

Las dietas bajas en carbohidratos reducen el apetito:

puede que te asuste el hecho de que afecte tu apetito, pero confía en mí, es una buena manera. El hambre es un efecto importante de la dieta y hace que las personas dejen de hacer dieta. Por otro lado, los carbohidratos bajos reducen automáticamente el apetito, ya que los estudios muestran constantemente que cuando las personas reducen los carbohidratos y comen más proteínas y grasas, terminan consumiendo muchas menos calorías. Se informó que cuando los investigadores comparaban las dietas bajas en carbohidratos y bajas en grasas, era evidente que había discrepancias obvias entre ambos, ya que los carbohidratos bajos tienden a ser más saludables en comparación con los otros. Sobre la base de esto, cierto porcentaje del mundo ha optado por esta dieta.

¿Qué tipo de carbohidratos debería estar mirando?

Del resumen anterior sobre diferentes carbohidratos (bueno, malo, simple, complejo, etc.), se puede deducir que varios carbohidratos tienen efectos en el cuerpo. Por lo tanto, es sobre esta base que los investigadores y los médicos concluyeron que los carbohidratos buenos deben elegirse en lugar de los carbohidratos sin carbohidratos o los carbohidratos malos. Existe cierta evidencia de que una dieta baja en carbohidratos puede ayudar a las personas a perder peso más rápidamente que una dieta baja en grasas, aunque hasta ahora, esa evidencia es a corto plazo. Un estudio publicado en 2007 en el Journal of American Medical Association, mostró lo mismo. En este estudio, las mujeres pre menopáusicas con sobrepeso realizaron una de cuatro dietas: Atkins, Zone, Ornish o LEARN, una dieta estándar baja en grasas y moderadamente alta en carbohidratos. Las mujeres en los cuatro grupos perdieron peso constantemente durante los primeros seis meses, y la pérdida de peso más rápida se produjo entre las personas que hicieron dieta Atkins. Después de eso, la mayoría de las mujeres comenzaron a recuperar peso al final de un año, parecía que las mujeres en el grupo de Atkins habían perdido más peso, aproximadamente 10 libras, en comparación con una pérdida de casi 6 libras para el grupo LEARN, 5 para el grupo Ornish y 3.5 para el grupo de zonas (Gardner et al., 2007). Los niveles de LDL dañinos, HDL protector y otros lípidos en la sangre fueron al menos tan buenos entre las mujeres con la dieta Atkins que entre las personas con una dieta baja en grasas. Esto indica que las dietas bajas en carbohidratos son efectivas en comparación con otros tipos de dieta.

¿De verdad quieres perder peso?

Como se dijo anteriormente en los beneficios de las dietas bajas en carbohidratos, los estudios muestran que las personas con dietas bajas en carbohidratos pierden más peso, especialmente en personas con diabetes tipo 2 que sufren de resistencia a la insulina y desregulación del azúcar en la sangre, lo cual es una de las razones por las que han tenido tanto éxito. De hecho, en comparación con una dieta tradicional baja en grasa, alta en carbohidratos y baja en calorías, se ha demostrado que estas dietas producen una mayor pérdida de peso en estudios que duran menos de seis meses. Otra razón por la cual la cantidad para perder peso es que las dietas bajas en carbohidratos tienden a deshacerse del exceso de agua del cuerpo a medida que disminuyen los niveles de insulina, los riñones comienzan a eliminar el exceso de sodio, lo que lleva a una rápida pérdida de peso en la primera semana o dos. Es mucho más apropiado pensar en bajos en carbohidratos como un estilo de vida, NO una dieta. La única manera de tener éxito a largo plazo es apegarse a él. Sin embargo, algunas personas pueden agregar carbohidratos más saludables después de alcanzar su peso ideal.

Además, los partidarios de las dietas bajas en carbohidratos dijeron que la composición de macronutrientes puede influir en la pérdida de peso al crear una "ventaja metabólica" que puede causar una pérdida extraordinaria de peso incluso cuando la ingesta de calorías excede el gasto de calorías a través del metabolismo básico y la actividad física diaria. La ventaja metabólica de las dietas bajas en carbohidratos se basa generalmente en los siguientes dos mecanismos hipotéticos:

Ketogénesis:

que implica la producción y excreción

inducida por la dieta de moléculas derivadas de la grasa llamadas cetonas. Esta teoría sostiene que la restricción de carbohidratos en la dieta provoca adaptaciones metabólicas que permiten al cuerpo sintetizar ATP con una dependencia mayor a la normal de sustratos distintos de la glucosa y el glucógeno. Específicamente, los ácidos grasos libres y las cetonas se convierten en las principales fuentes de energía. De acuerdo con la teoría cetogénica, las dietas bajas en carbohidratos convierten al cuerpo en una máquina que quema y elimina grasa, por lo tanto, reduce el peso.

Termogénesis:

que implica un aumento en el gasto de energía asociado con el efecto térmico de los alimentos (TEF). TEF es el costo energético de masticar, ingerir, digerir, absorber y almacenar alimentos. TEF representa aproximadamente del 10 al 15% del gasto energético diario total en individuos con dietas balanceadas y convencionales. Tenga en cuenta, sin embargo, que TEF varía para los tres macronutrientes. El efecto térmico de la proteína es mucho mayor que el de los carbohidratos y las grasas. Teóricamente, entonces, una dieta que aumenta la ingesta de proteínas y reduce la ingesta de carbohidratos podría crear una ventaja metabólica para la pérdida de peso.

Finalmente, adopte los consejos mencionados, cree un plan de dieta, incluya los carbohidratos apropiados y disfrute de una salud óptima contra las enfermedades porque si realmente quiere perder peso a largo plazo, bajar en carbohidratos es el camino a seguir y esta es la única manera de lograr una dieta equilibrada.

Aquí, hay 50 Recetas bajas en carbohidratos necesarias para ayudarte en tu viaje hacia una buena y saludable dieta.

Desayunos y recetas bajas en carbohidratos

1. Tortilla con Queso Feta y Lechuga Arugula, 3 porciones

Los ingredientes

- 6 huevos
- Mantequilla para freír (50 g)
- 3 cucharadas de crema batida pesada
- 1 taza de queso rallado
- 150 g de queso feta
- Una pequeña cantidad de lechuga Arugula.
- 1 tomate
- 3 aguacates
- Sal
- Pimienta

Mezcle el huevo y la crema, sal y pimienta al gusto. Derrita la mantequilla en una sartén y vierta la masa de huevo. Freír a fuego reducido y asegúrese de que la masa esté tirada hacia el centro. Cuando la masa esté casi solidificada, agregue queso rallado y deje que se descongele. Agregue las rodajas de tomate, la lechuga y el queso Feta desmenuzado. Servir con un aguacate.

2. Huevos y verduras, fritos en aceite de coco, 3 porciones

Los ingredientes

- Aceite de coco
- Mezcla de vegetales congelados (zanahorias, coliflor, brócoli y judías verdes)
- Especias
- Espinacas (opcional)

Agregue el aceite de coco a la sartén y aumente el calor. Agregue verduras y use la mezcla congelada, asegúrese de que se descongele en el calor durante algunos minutos. Añadir unos 4 huevos y especias preferidas. Puedes mezclar las especias, aunque la sal y la pimienta también funcionan bien. Agregue las espinacas (Opcional). Revuelva y fría hasta que esté listo.

3. Huevo Revuelto Con Espinaca, 6 porciones

Los ingredientes

- 3 cucharadas de aceite de cacahuete
- 1 cebolla picada
- 1 libra de carne molida magra
- 1 libra de espinacas (escaldadas, escurridas y picadas)
- Sal
- 4 huevos (ligeramente batidos)
- Salsa de tabasco
- 4 cucharadas de queso parmesano (rallado)

Calentar el aceite en una sartén. Agregue la cebolla y saltee a fuego lento hasta que esté suave. Agregue la carne, asegúrese de que esté en trozos pequeños. Cocine hasta que la ternura se haya ido. Agregar la espinaca y mezclar bien. Cocine y siga revolviendo, durante unos 5 minutos. Añadir sal, mezclar los huevos con tabasco. Vierta la mezcla de carne y cocine, revolviendo hasta que los huevos estén listos. Retire del fuego, colóquelo en una bandeja y espolvoree con el queso parmesano rallado.

4. Waffles De Cebolleta Con Queso Sabroso, 6 porciones

Los ingredientes

- Coliflor
- Queso mozzarella
- Queso parmesano
- 2 huevos
- 1 cucharadita de cebolla en polvo
- 1 cucharadita de ajo en polvo
- 1 cucharadita de cebollino
- Media cucharadita de pimienta
- Tomates secados al sol (Opcional)

Caliente la máquina para hacer gofres hasta que esté completo. Agregue 1/4 taza ligera con la mezcla en la plancha. Establezca el tiempo en aproximadamente 6 minutos, pero comience a verificar desde el cuarto minuto. Si la máquina de hacer gofres está pegajosa, cocine por más tiempo. Retire una vez cocido, y deje que se enfríe en un plato.

5. Pastel De Huevo Y Salchicha, 4 porciones

Los ingredientes

- 2 cucharadas de mantequilla o aceite de oliva
- 8 onzas de salchicha (italiana suave, caliente o una mezcla)
- 8 huevos
- 2 cucharadas de perejil fresco picado
- Sal y pimienta negra recién molida.
- 3/4 taza de queso cheddar, queso jack o combinación (rallado)

Calentar una sartén a fuego lento. Calentar tanto la mantequilla como el aceite. Saltee la salchicha en la grasa caliente hasta que esté completamente cocida y dorada. Presiona la salchicha en el molde para pastel y extiéndelo. Romper los huevos por encima de la salchicha. Espolvoree con perejil, agregue un poco de sal y pimienta negra recién molida. Hornee hasta que los huevos estén casi listos, aproximadamente 7 u 8 minutos. Retirar del horno.

Espolvoree el queso encima de los huevos y vuelva al horno hasta que los huevos estén listos y el queso se derrita durante aproximadamente 6 o 7 minutos.

6. Huevos revueltos con mantequilla, albahaca y semillas de pan crujiente, 1 porción

Los ingredientes

- 2 huevos
- 2 cucharaditas de crema agria
- Mantequilla
- Sal
- Queso (opcional)

Derrita la mantequilla en una sartén a fuego reducido. Mezclar juntos los huevos, el líquido, la sal y añadir a la sartén. Revuelva hacia el centro hasta que los huevos estén revueltos. Si te gusta suave y cremoso, tienes que revolver más a menudo. Añadir la mantequilla y retirar la sartén del fuego.

7. Choco Yogurt Cup, 1 porción.

Los ingredientes

- 8 onzas de taza simple (yogur entero)
- 1/4 taza de polvo de proteína de suero de leche con sabor a chocolate
- 1 paquete de sustituto de azúcar Splenda
- 1 onza de nueces picadas

Mezcle la proteína de suero y el yogur en un tazón pequeño. Mezclar en Splenda y espolvorear con nueces.

8. Café helado, 1 porción

Los ingredientes

- 2 tazas de crema espesa
- 2 tazas de leche entera
- 3/4 taza de azúcar granulada
- 2 cucharadas de café instantáneo en gránulos
- 6 yemas de huevo
- Rizos de chocolate, para decorar (Opcional).

Ponga la crema, la leche, el azúcar y el café en una cacerola mediana. Haz que hierva a fuego medio y retírala del fuego después de aproximadamente 4 a 5 minutos. Batir las yemas de huevo en un bol. Batir 1 taza de la crema caliente en las yemas de huevo. Agregue constantemente la mezcla de huevo en una corriente gradual, a la crema caliente. Cocine a fuego lento y revuelva ocasionalmente hasta que la mezcla espese. Retire del fuego y cuele a través de un colador de malla fina en un recipiente más limpio. Cubra con una envoltura de plástico, presionando contra la superficie para mantener la formación de la piel. Enfriar en el refrigerador durante aproximadamente 2 horas. Después, transfiéralo a un recipiente más frío o hermético. Cubra bien y congele hasta que esté listo para servir. Puedes adornar con rizos de chocolate.

9. Mini Omelettes De Brócoli Y Queso, 4 porciones

Los ingredientes

- 4 tazas de floretes de brócoli
- 1 cucharadita de aceite de oliva
- Sal y pimienta fresca.
- Spray para cocinar
- 4 huevos enteros grandes
- 1 taza de claras de huevo
- 1/4 taza de queso cheddar triturado con grasa condensada (Sargento)
- 1/4 taza de queso rallado (pecorino romano)

Poner el horno a unos 350 ° C y precalentar. Cocer el brócoli al vapor con un poco de agua durante unos 6 a 7 minutos. Cuando el brócoli esté cocido, batir en trozos más pequeños. Añadir el aceite de oliva, la sal, la pimienta y mezclar bien. Rocíe una lata de magdalenas antiadherente de tamaño estándar con aceite en aerosol para cocinar y sirva la mezcla de brócoli por igual en 9 latas. En un recipiente, desmenuce las claras de huevo, los huevos, el queso rallado, la sal y la pimienta, y vierta en las latas engrasadas sobre el brócoli hasta que esté casi lleno. Agregue el queso cheddar rallado y hornee en el horno durante unos 20 minutos y sirva inmediatamente. Puede envolver las sobras en una envoltura de plástico y guardarlas en el refrigerador.

10. Mantequilla de hierbas con queso de ajo, 16 porciones

Los ingredientes

- 1 taza de mantequilla (ablandada)
- 1/2 taza de queso parmesano (rallado)
- 4 dientes de ajo (machacados)
- 1/2 cucharadita de orégano seco
- 1/2 cucharadita de mejorana seca

Mezcla con una batidora o en un procesador de alimentos hasta que la mezcla se suavice. Colocar en una envoltura de plástico y enrollar en un tronco. Atornille los extremos de la envoltura de plástico para sellar la mantequilla en pulgadas. Es recomendable que se mantenga en el refrigerador durante la noche, para permitir que el sabor se mezcle. Almacene en el congelador y corte los discos de la mantequilla necesaria.

11. Jengibre y regaliz granola, 6 - 8 porciones

Los ingredientes

- 1 huevo blanco
- 120 g de almendras picadas
- 50 g de mantequilla ligeramente salada
- 20 g de semillas de sésamo peladas
- 70 g de copos de coco secos y sin azúcar.
- 2 cucharaditas de jengibre seco
- 2 cucharaditas de regaliz en polvo
- Sal

Batir la clara de huevo suavemente. Mezclar los ingredientes secos y las almendras picadas. Asegúrese de que la textura de la mantequilla sea suave y que la masa sea de un solo grupo. Extienda la granola en la sartén en porciones y colóquela en el horno durante unos 20 minutos, y gírela con cuidado cada tres minutos. Las nueces deben estar crujientes sin quemar los racimos, tomará aproximadamente 20 minutos. Almacene en el refrigerador, especialmente en un recipiente bien ajustado para mantener mejor la grasa en el granola.

12. Mousse de chocolate y coco, 4 porciones.

Los ingredientes

- 2 ½ tazas de rica leche de coco
- 3 yemas de huevo
- 3 chocolates (al menos 75%)
- Algunos granos de vainilla

Lleve la leche de coco y las yemas de huevo a fuego lento, y revuelva continuamente. Dejar cocer a fuego lento mientras se bate durante unos 10 minutos. Rompa el chocolate en un tazón, agregue los granos de vainilla y vierta la leche de coco encima. Espera un momento permitiendo que el coco se derrita. Revuelva la masa y juntos y vierta en vasos. Refrigere tal vez dos horas antes de servir.

13. SuperSmoothie, 2 porciones.

Los ingredientes

- 3 cucharadas de aceite de coco
- 2 huevos
- 1 pizca de vainilla en polvo
- 1/2 taza de agua
- 1/2 taza de yogurt lleno de grasa, 10%
- 1/2 taza de moras, frambuesas, fresas o aguacate en trozos

Mezclar todos los ingredientes en una licuadora. Se puede guardar una porción para el día siguiente. Agregue el sabor con un poco de regaliz en polvo o un trozo de chocolate negro. Puede hacer fácilmente un batido sin lácteos reemplazando el agua y el yogur en la receta anterior con una lata de leche de coco.

14. Sartén Desayuno Cowboy, 2 porciones

Los ingredientes

- 1 libra de salchicha
- 2 batatas (picadas)
- 6 huevos
- Sal y pimienta
- Salsa picante
- 1 aguacate (picado)
- Algunos cilantros

Desmenuce y dore la salchicha a fuego medio en un horno. Una vez que esté dorado, retire la salchicha y reserve la mayor cantidad de grasa posible. Empezar a cocinar las batatas. Mezcle las papas dulces y la grasa de salchicha para que queden crujientes y cocidas. Añadir la salchicha de nuevo en la sartén. Haga unos cuantos pozos en la sartén, rompa los huevos en los pozos, uno para cada huevo. Coloque la sartén en el horno durante unos 5 minutos mientras espera los huevos. Deje que el horno se ase sobre el huevo durante unos minutos para obtener una yema suave que sabe muy bien con las batatas crujientes (excepto si no le gustan las yemas). Retire la sartén del horno y adorne todo con salsa de aguacate y cilantro. Servir con una cuchara grande.

15. Cuñas de col verde asadas con limón, 6 porciones

Los ingredientes

- 1 repollo verde orgánico (cabeza)
- 2 cucharadas de aceite de oliva
- 3 cucharadas de jugo de limón (recién exprimido)
- Sal y pimienta negra.

Poner el horno a unos 225 ° C. Corte la cabeza de repollo en seis "rebanadas" iguales, corte a través de las hojas y el núcleo. Y recortar el núcleo. Cepille la col verde con una mezcla de aceite de oliva y limón. Añadir una cantidad sustancial de sal y pimienta negra. Asar el repollo por todos lados durante unos 15 minutos, hasta que todos los lados se vuelvan crujientes con manchas negras. Servir caliente como guarnición o merienda.

16. Panqueques De Avena, 3 porciones

Los ingredientes

- 1/2 taza de harina para todo uso
- 1 taza de avena de cocción rápida
- 1 cucharada de azúcar
- 1/2 cucharadita de bicarbonato de sodio
- 1/2 cucharadita de polvo de hornear
- 1/8 cucharadita de sal
- 1/4 cucharadita de canela molida
- 1 1/2 taza de suero de leche sin grasa
- 2 cucharadas de mantequilla (derretida)
- 2 huevos

Mezclar todos los primeros 7 ingredientes en un tazón, revolviendo con un batidor. Combine el suero de mantequilla, la mantequilla y el huevo en un tazón pequeño. Agregue a la mezcla de harina, y revuelva hasta que se humedezca. Caliente una plancha antiadherente a fuego medio y sirva aproximadamente 3 cucharadas de masa por panqueque en la plancha. Gire los panqueques cuando las partes superiores están cubiertas de burbujas, cocine hasta que las partes inferiores estén ligeramente doradas.

Almuerzos y recetas bajas en carbohidratos

17. Carne molida con pimientos cortados en rodajas, 2 porciones

Los ingredientes

- Cebollas
- Aceite de coco
- Carne molida
- Espinacas
- Especias y un pimiento.

Cortar una cebolla en trozos pequeños. Poner el aceite de coco en la sartén, subir el fuego. Agregue la cebolla a la sartén, revuelva por un minuto o dos. Añadir la carne molida. Agregue algunas especias (puede usar una mezcla de especias, pero la sal y la pimienta funcionan bien). Añadir las espinacas. Puedes agregar un poco de pimienta negra y chile en polvo (opcional). Revuelva hasta que esté listo, sirva con un pimiento en rodajas.

18. Envolturas de pollo al estilo griego, 6 porciones

Los ingredientes

- 3 cucharadas de aceitunas (picadas en trozos grandes)
- 1 taza de tomates uva (a la mitad)
- 2 cucharadas de jugo de limón fresco
- 2 cucharadas de queso feta desmenuzado
- 1 cucharada de orégano fresco (picado)
- 1 cucharada de aceite de oliva
- 4 onzas de asado sin piel, sin hueso y asado
- Pechuga de pollo (alrededor de 1 taza)
- 1/8 cucharadita de pimienta roja molida
- 2 pepinos pequeños (picados)
- 6 cucharadas de hummus liso
- 6 tortillas de harina de trigo integral

Coloque las aceitunas, los tomates, el jugo, el queso feta, el orégano, el aceite, el pollo, la pimienta y el pepino en un tazón grande y mezcle. Extienda el hummus sobre 1 lado de cada tortilla, y cubra cada tortilla con aproximadamente 1 taza de mezcla de pollo. Enrollar las envolturas y cortar por la mitad.

19. Hamburguesas De Calabacín Con Tzatziki Rico, 4 porciones

Los ingredientes

Empanadas De Calabacín:
- 2 calabacines
- 2 cucharadas de cáscara de semilla de psyllium
- 4 huevos
- 1 cucharadita de cebolla en polvo
- 1/2 cucharadita de paprika en polvo
- Sal y pimienta
- 2 onzas de mantequilla
- Brócoli
- Tomate

Tzatziki:
- Medio pepino
- 1 taza de crema agria rusa
- 1 diente de ajo
- Jugo de limón
- 3/8 taza de aceite de oliva
- Sal de hierbas
- Pimienta (opcional)

Rollo de pepino para tzatziki. Colar y espolvorear con sal. Deje reposar durante 10 a 15 minutos y luego exprima el líquido. Mezcle la crema agria y el aceite, revuelva por un tiempo para que se equilibre. Añadir el pepino y la sal al ajo. Agregue un poco de jugo de limón al sabor ligeramente amargo y picante del aceite de oliva. Muela un poco de pimienta (opcional) y manténgalo en el refrigerador. Rallar el calabacín y el pepino, agregar sal y colar. Después de unos 15 minutos, exprima el líquido. Mezcle el calabacín con los ingredientes restantes, y deje reposar durante 5 minutos antes de freírlo en mantequilla hasta que se vea dorado en ambos lados. Servir con brócoli y tomate para disfrutarlo.

20. Quesadillas de verduras crujientes, 6 porciones.

Los ingredientes

- 1 cucharadita de aceite de canola
- 1 taza de chile poblano (picado en trozos grandes)
- 1/2 taza de maíz congelado
- 1 taza de quinua pre cocida
- 1/4 cucharadita de sal
- 5 onzas de espinacas
- 3 onzas de queso cheddar (rallado)
- 1 taza de frijoles negros sin sal, (enjuagados y escurridos)
- 2 cucharaditas de salsa picante mexicana
- 8 tortillas de harina
- 6 cucharadas de crema agria ligera
- 6 rodajas de lima
- Spray para cocinar

Precaliente el horno a fuego alto, y ponga el molde en él. Calienta una sartén grande a fuego medio. Añadir el aceite a la sartén, girar para cubrir. Agregue poblano y maíz, y cocine por 5 minutos, revolviendo solo una vez. Agregue la quínoa, la sal y la espinaca, saltee durante 2 minutos hasta que la espinaca caiga. Retire la mezcla de frijoles y salsa picante en un tazón y triture hasta que se suavice. Extienda 3 cucharadas de mezcla de frijoles en cada una de las 4 tortillas, y cubra cada una con 1/2 taza de mezcla de espinacas y una tortilla. Cubrir ligeramente las quesadillas con aceite en aerosol. Coloque las quesadillas en una sartén precalentada en el horno, ase durante 3 minutos hasta que esté ligeramente dorado, girando solo una vez. Calentar y agregar el queso. Cortar cada quesadilla en 6 rebanadas, y servir con crema agria y limón.

21. Berenjena Gratinada, 4 a 6 porciones.

Los ingredientes

- 3 berenjenas
- 4 cebollas amarillas
- 2 cucharadas de mantequilla para freír
- 150 g de queso feta
- 1 cucharada de menta (seca)
- 1/4 taza de perejil (finamente picado)
- 1/2 crema de leche (pesada)
- Sal
- Pimienta

Cortar las berenjenas en porciones. Aplique la mantequilla y la sal juntas, y colóquelas en papel de pergamino en una bandeja para hornear. Hornear al horno a 200 ° C hasta dorar. Mientras tanto, rebane la cebolla y fríe las cebollas a fuego moderado sin quemarse. Añadir la sal y la pimienta. Coloque una capa de porciones de berenjena al horno en una forma, agregando la mitad de las cebollas fritas, menta, perejil y alrededor de un queso feta entero. Añadir una capa final de berenjena y el resto de la cebolla. Termine con queso feta adicional y queso rallado encima. Vierta sobre la crema y coloque el molde para hornear en el horno a 220 ° C durante unos 30 minutos hasta que el gratinado sea de color dorado y la crema burbujee. La berenjena es una excelente verdura que contiene mucha agua y es más fácil hornearla en el horno.

22. Spaghetti Squash NoodleBowl con receta de salsa de cacahuate y lima, 4 porciones

Los ingredientes

Squash:
- 1 calabaza espagueti grande (sin semillas y cortada por la mitad)
- 8 tallos de lacinato(col toscana) sin tallos
- 1 chalota (pelada)
- 1/2 taza de anacardos tostados (picados)
- 3 cucharaditas de semillas de sésamo (tostadas y crudas)
- Hierba de hoja cortada (cilantro, menta, albahaca tailandesa)
- 1 manojo de floretes de brócoli (cortado)
- Sal y pimienta

Salsa De Cacahuate Y Lima:
- 2 dientes de ajo (pelados, picados en trozos)
- Jengibre fresco de aproximadamente una pulgada (pelado, cortado en trozos)
- 2 cucharaditas de sriracha (chili fermentado)

- 2 cucharadas de mantequilla de maní
- 1 limón (pelado, picado en trozos)
- 1 cucharada de vinagre de arroz
- 2 cucharadita de agave (o miel, etc.)
- 2 cucharadas de salsa de soja tamari
- Diminuto toque de aceite de sésamo tostado.
- 1/2 taza de aceite de semilla de uva
- Pequeña cucharada de aceite de coco virgen extra (opcional)

Coloque el corte a la mitad aplastado en una hoja de pergamino para hornear. Hornee hasta que la carne se aleje de las gradas fácilmente durante aproximadamente una hora. Cortar las hojas de lacinato (col toscana) en pequeñas porciones mientras se hornea la calabaza. Cortar el chalote por la mitad, cortar las mitades en la mitad delgada y reservar. Picar las hierbas con hojas, así como las nueces tostadas, y reservarlas con las aguas poco profundas. Una vez que se haya cortado el brócoli, coloque la cacerola que contiene poca agua en el horno a fuego moderado y póngala a fuego lento. Coloque los flósculos de brócoli en una cesta de vapor y ahorre antes de realizar el servicio. Coloque todos los ingredientes en una batidora y mezcle hasta que estén bien mezclados. Cuando la calabaza esté lo suficientemente fría como para manipularla, coloque la cesta de vapor de brócoli dentro de la olla que contiene agua hirviendo. Cubra y deje que el brócoli se vaporice durante 5 minutos. Mientras el brócoli está cociendo al vapor, retire los hilos de espagueti en el tazón grande y agregue el lacinato en rodajas. El calor de la calabaza debe dejar caer ligeramente el lacinato. Vierta un chorrito grande del aderezo en el recipiente, sazone con sal y pimienta y mezcle ligeramente la calabaza y el lacinato. Retirar el brócoli del fuego. Porción la calabaza y el lacinato en 4 tazones. Adorne cada tazón con el brócoli al vapor, los chalotes en rodajas, las nueces picadas, las semillas de sésamo, las hierbas picadas y la salsa extra.

23. Limón Orzo Ensalada De Verduras Con Pollo, 4 porciones

Los ingredientes

- 3/4 taza de orzo crudo
- 1/4 cucharadita de cáscara de limón (rallada)
- 3 cucharadas de jugo de limón (fresco)
- 1 cucharada de aceite de oliva
- 1/2 cucharadita de sal kosher
- 1/2 cucharadita de ajo (picado)
- 1/4 cucharadita de miel
- 1/8 cucharadita de pimienta negra (molida)
- 1 taza de pechuga de pollo asada y deshuesada (sin piel desmenuzada)
- 1/2 taza de pepino (picado)
- 1/2 taza de pimiento rojo (previamente picado)
- 1/3 taza de cebollas verdes (en rodajas finas)
- 1 cucharada de eneldo (picado)
- 2 onzas de queso de cabra (molido)

Cocine el orzo según las instrucciones del

paquete, descuidando la sal y la grasa. Escurra y enjuague con agua fría, y colóquelos en un recipiente grande. Mientras cocina el orzo, combine la cáscara de limón y los siguientes 6 ingredientes, y mezcle bien con un palo. Espolvoree la mezcla de jugo sobre el orzo y agite para cubrir. Agregue el pollo y los siguientes 4 ingredientes, agitando suavemente para mezclar bien. Decorar con poco queso.

24. Ensalada de ternera asada con setas shiitake y queso de cabra suave, 1 porción

Los ingredientes

- 150 g de carne asada cocida
- 2 tazas de verduras mixtas
- 100 g de setas shiitake frescas
- 30 g de queso de cabra blando (crudo)
- 1 cucharada de vinagre balsámico
- Jugo de lima
- Pizca de pimienta negra (recién agrietada)

Cortar las setasshiitake y cocinarlas en una sartén a fuego moderado hasta que estén dorados por ambos lados, durante aproximadamente 4 minutos por lado. Cortar la carne asada muy fina, mientras se cocinan los champiñones. Coloque las verduras mixtas en el fondo de un plato poco profundo. Coloque sus rebanadas de carne en el centro de la pila de verduras. Añadir las setas shiitake y el queso de cabra suave. Espolvoree vinagre balsámico y jugo de limón para probar toda la ensalada. Adorne con la pimienta negra (opcional).

25. Albóndigas marroquíes, 6 - 8 porciones

Los ingredientes

Albóndigas:
- 2 cucharadas de taza de hojas frescas de perejil (picadas)
- 1 cucharada de pimentón
- 2 cucharaditas de comino molido
- 1 cucharadita de sal
- 1/4 cucharadita de pimienta negra molida
- 2 libras de cordero molido

Salsa:
- 1 cucharada de aceite de coco
- 2 cebollas medianas, (picadas)
- 2 cucharaditas de dientes de ajo (picados)
- 2 cucharaditas de paprika
- 2 cucharaditas de comino (molido)
- 1 cucharadita de sal
- 1/4 cucharadita de pimienta negra molida
- 2 tomates medianos, cortados en cubitos

(aproximadamente 2 tazas)
- 2 tazas de agua
- 2/3 taza de pasta de tomate
- 2 cucharadas de hojas frescas de perejil (picadas)
- 1/4 taza de pistachos asados (picados)

Combine el perejil y los siguientes 4 ingredientes a través de pimienta con un tenedor, dentro de un tazón. Aplasta el cordero con la mano en el tazón y aprieta hasta que todos los ingredientes se combinen. Mide una cucharada de cordero y rueda entre tus palmas para formar una forma redonda. Coloque las albóndigas en una bandeja para hornear hasta que esté listo para ponerlas en la salsa. Caliente el aceite en una olla grande, agregue la cebolla y saltee hasta que esté suave por unos 5 minutos. Además, agregue ajo, pimentón, comino, sal y pimienta y revuelva por 30 segundos. Añadir la pasta de tomate y saltear 1 minuto. Agregue el agua, los tomates picados y el perejil a la sartén y revuelva para combinar. Hierva la salsa, luego coloque suavemente las albóndigas en la sartén, cúbralas y reduzca el fuego a fuego lento. Cocine por 40 minutos mientras está cubierto, luego retire la tapa y cocine por 15 minutos adicionales, hasta que la salsa se espese. Espolvoree cada aderezo con unas cucharaditas de pistachos picados y sirva.

26. Chili de pavo con frijoles blancos, 8 porciones

Los ingredientes

- 1 cucharada de aceite de canola
- 2 tazas de cebolla amarilla (picada)
- 1 cucharada de ajo (picado)
- 2 cucharadas de chili en polvo
- 2 cucharadas de comino (molido)
- 1 cucharadita de orégano (seco)
- 3 latas de frijoles grandes del norte (enjuagados y escurridos)
- 4 tazas de caldo de pollo sin grasa y con menos sodio
- 3 tazas de pavo cocido (picado)
- 1/2 taza de tomate ciruela sembrado (en cubitos)
- 1/3 taza de cilantro fresco (picado)
- 2 cucharadas de jugo de limón fresco
- 1/2 cucharadita de sal
- 1/2 cucharadita de pimienta negra fresca (molida)
- 8 rodajas de lima (opcional)

Caliente el aceite en un horno a fuego

moderado. Agregue la cebolla, saltee durante unos 10 minutos hasta que esté tierna y dorada. Agregue el ajo, el chile en polvo y el comino, y saltee durante 2 minutos. Agregue el orégano y los frijoles, cocine por unos 45 segundos. Agregue el caldo, ponga a fuego lento y cocine por 20 minutos. Coloque 2 tazas de la mezcla de frijoles en un procesador de alimentos, procese hasta que esté suave y devuelva la mezcla triturada a la sartén. Agregue el pavo y cocine hasta que esté completamente caliente durante unos 5 minutos. Retire del fuego y agregue el tomate cortado en cubitos, el cilantro picado, el jugo de limón, la sal y la pimienta, revolviendo continuamente. Decorar con gajos de lima (opcional).

27. Ensalada Arco Iris Con Bruselas Asadas Balsámicas Y Pollo Con Costra De Almendra Paleo, 4 porciones

Los ingredientes

- 4 pechugas de pollo ecológicas (sin piel)
- 1 taza de harina de almendra
- 1 cucharada de especias
- Sal marina y pimienta negra.
- 1 huevo (batido)
- 1 bolsa de coles de Bruselas (grandes)
- Aceite de oliva
- Sal marina y pimienta recién agrietada.
- glaseado balsámico
- 1 lechuga romana (picada fina)
- Zanahorias (ralladas)
- Maíz crudo
- Tomates cherry (a la mitad)
- Medio aguacate
- Coles de Bruselas Balsámicas (a la mitad)
- Pollo con costra de almendra paleo (en rodajas)
- Vinagreta De Limón

Para el pollo con costra de almendras,

deberá precalentar el horno a 400 ° C, cubrir una bandeja grande para hornear con papel de aluminio y reservar. Se necesitan dos tazones grandes: en el primer tazón, agregue su harina de almendra y todos los ingredientes necesarios a través de las especias, mezcle bien; En el segundo tazón grande, rompa 1 huevo, batir y batir hasta que se mezclen. Cubra ambos lados de las pechugas de pollo sumergiéndolas en la mezcla de huevo y almendra. Coloque en la bandeja para hornear grande forrada con papel de aluminio.

Para el Bruselas asada balsámico, deberá colocar su Bruselas en un aceite de oliva espolvoreado grande que contenga. Selle la bolsa y mezcle para permitir el recubrimiento. Coloque el Bruselas en el plato para hornear con su pollo y espolvoree con pimienta fresca agrietada y sal marina. Hornee su pollo y verduras durante unos 15 minutos hasta que el Bruselas esté empezando a ablandarse. Espolvoree las verduras con una cantidad sustancial de glaseado balsámico, y luego deje asar durante unos minutos mientras observa cuidadosamente hasta que las verduras estén doradas. Retirar las verduras y reservar. Hornee el pollo durante unos 10 minutos hasta que esté cocido.

En una ensaladera grande, con lechuga romana en el fondo, puedes crear porciones de proteína sobrante, verduras asadas y crear tu propia hermosa ensalada Rainbow.

28. Huevos Saludables Benedict, 2 porciones

Los ingredientes

Huevos Benedict:
- 2 cucharadas de mantequilla
- 1 huevo
- Loncha de jamón

Salsa holandesa perezosa:
- 1/4 taza de mayonesa
- 1 cucharadita de jugo de limón
- 1/4 cucharadita de pimienta

Revuelva los huevos en la mantequilla calentada y colóquelos en un horno de calor moderado, deje que los huevos se formen en forma de masa sólida durante la cocción y voltee los huevos una vez para completar la cocción. Es probable que tenga que doblar el huevo varias veces por la mitad para alcanzar la altura después de la cocción, y deje que el huevo se enfríe un poco durante unos 3 minutos. Con un vaso o círculo, corte el jamón para que se ajuste al diámetro del huevo, coloque el huevo sobre el jamón. Cubra con salsa holandesa mezclada y caliente, luego sirva.

29. Tacos De Pollo Tailandés

Los ingredientes

Escabeche:
- 1/2 taza de jugo de naranja
- 1/4 taza de salsa de soja
- 2 cucharadas de miel
- 1 cucharada de jengibre (rallado)
- 1/2 lima (jugo)
- 1/4 cucharadita de hojuelas de pimiento rojo

Salsa de maní:
- 2 cucharadas de mantequilla de maní (grueso)
- 2 cucharadas de salsa de soja
- 2 cucharadas de jengibre (rallado)
- 1 1/2 cucharadas de aceite de sésamo
- 2 1/2 cucharadas de miel
- 1/4 cucharadita de pimiento rojo (escamas)

Tacos:
- 4 zanahorias
- 2 pimientos rojos (sin semillas y

rebanados finamente)
- 1 cabeza de repollo (rebanada fina)
- 6 pechugas de pollo
- Cilantro, rodajas de lima, maní molido, salsa de sriracha para cubrir.

Para la marinada, combine todos sus ingredientes en un tazón, bata y agregue las pechugas de pollo. Cubrir y remojar durante la noche o durante aproximadamente 4 horas. Además, combine todos los ingredientes de la salsa de maní en un tazón y mezcle bien. Refrigere la salsa hasta que esté listo para servir. Retire el pollo de la marinada y la parrilla precalentada durante unos 8 minutos por lado. Cortar finamente las pechugas de pollo. Reúna los tacos tailandeses con pollo, repollo rallado, rodajas de pimiento rojo, cilantro, salsa de maní, maní molido y cualquier otro condimento que desee, y luego disfrute.

30. Perros de queso de chile primigenio, 2 porciones

Los ingredientes

- 3 batatas (en rodajas)
- Elegir la grasa deseada
- 6 perros calientes
- 1 libra de carne (molida)
- 1 1/2 onzas puede encender tomates asados, (líquido escurrido y picado finamente)
- 2 chiles chipotles en salsa de adobe (picados)
- 1/2 cebolla roja (picada)
- 1 cucharada de chile en polvo
- 1 1/2 dientes de ajo (picados)
- Sal y pimienta
- 3 onzas de queso cheddar crudo crudo (rallado)
- 1/2 cucharadita de cacao en polvo (opcional)

Ajuste su horno a 230 ° C. Cubra la batata con una grasa de su elección. Péguelo en una bandeja para hornear y ase en el horno durante unos 30 minutos hasta que se vuelva marrón. Mientras asas las batatas, comienza el chile. Agregue unas cuantas cucharadas de grasa a una sartén para saltear, deje que se caliente, luego agregue las cebollas y el ajo, saltee durante unos 10 minutos hasta que se ablanden. Agregue los chiles chipotles picados, el chile en polvo, los tomates, el cacao en polvo, la sal y la pimienta. Aplastar la carne en la sartén, evitar grandes migajas. Deje que la carne se cocine y cocine el chile a fuego lento hasta que todo esté listo. Tan pronto como las papas estén listas, quítelas y colóquelas en la misma bandeja para hornear con los perros calientes. Póngalos en el horno para que se hinchen y se calienten durante aproximadamente 7 minutos. Mientras eso sucede, saque el interior de las batatas y ralle el queso. Para recolectar, coloque el perrito caliente sobre la cáscara de camote en un plato, ponga un poco de chile y adorne con un poco de queso rallado.

31. Rollos de "Sushi" Vegetariano, 1 porción

Los ingredientes

- 2 hojas de nori de sushi crudocrudo
- 1 aguacate (puré)
- 1/2 pimiento rojo orgánico (tiras finas)
- 1/4 zanahoria orgánica grande (tiras finas)
- 1/4 calabacín orgánico (tiras finas)
- 1/2 taza de brotes de alfalfa

Salsa secreta:
- 4 cucharadas de levadura nutricional.
- 1 cucharada de mostaza Dijon
- 2 cucharaditas de salsa tamari
- 1 cucharada de limón fresco (exprimir)
- 1 cucharada de cilantro orgánico fresco (finamente picado)
- Sal y pimienta

Para la salsa secreta, mezcle todos los ingredientes en un tazón pequeño hasta que se forme una pasta cremosa. Si siente que la textura es demasiado espesa, puede agregar jugo de limón o levadura.

Para el ensamblaje, coloque las hojas nori sobre una superficie plana o tabla para cortar. Cortar, cortar en dados y triturar el aguacate en un bol aparte y dejar a un lado. Distribuya parte de la fuente secreta y la mitad del aguacate en la parte inferior de la hoja de nori. Coloque los pimientos rojos, las zanahorias y el calabacín en rodajas finas juntos horizontalmente sobre el aguacate triturado, paralelo al borde de la hoja de nori, y cubra con brotes de alfalfa. Tome el borde con todo el relleno y gire sobre la hoja nori, hasta que ya no pueda ver el relleno, continúe esta acción de rodar con la mano hasta que llegue al otro extremo. Termine de rodar y presione el borde húmedo sobre el resto del rollo para completar. Humedezca su mano ligeramente con agua y corra junto con todo el rollo para permitir que el rollo nori completo se humedezca y corte fácilmente. Repita lo anterior para la segunda hoja de nori.

32. Lechuga Paleo Wraps, 2 porciones

Los ingredientes

- 3 cucharadas de grasa de su elección
- 1 libra de pechugas de pollo
- 4 onzas de setas shiitake (picadas)
- 1 cebolla (picada)
- 3 dientes de ajo (picados)
- 1 1/2 cebollas verdes (finamente picadas)
- Puñado de cilantro (picado)
- 1 limón (jugo)
- 1/2 taza de salsa de soja sin trigo reducida en sodio
- 1 cucharadita de salsa de ajo chili
- 1 cucharadita de aceite de sésamo
- Lechuga iceberg
- 1 aguacate (en rodajas)

Caliente una cacerola con 2 cucharadas de aceite, corte el pollo en trozos pequeños y añada la sartén. Cocínalo hasta que esté bien hecho. Mientras cocina el pollo, agregue el jugo de limón, la salsa de chile, el aceite de sésamo, las cebollas verdes y el cilantro en un tazón para servir. Una vez que el pollo esté listo, agregarlo al tazón. Agregue un poco de aceite para saltear la sartén, ponga los champiñones, las cebollas y el ajo y cocine por 10 minutos hasta que se torne dorado. Añadir al bol y girar para cubrir. Retire el tallo de la lechuga por la mitad, lave y pele en tazas individuales. Cargue el pollo en las tazas de lechuga y cúbralo con aguacate.

Cenas bajas en carbohidratos

33. Alitas de pollo dulces y pegajosas, 4 porciones.

Los ingredientes

- 2 libras de alitas de pollo
- 2 cucharadita de sal rosa del Himalaya
- 1 taza de coco Aminos
- 1/2 cucharadita de jengibre molido
- 1/2 cucharadita de ajo granulado
- 1/2 cucharadita de cebolla en polvo
- 1/8 cucharadita de hojuelas de pimiento rojo (opcional)

Precalentar el horno a 230 ° C. Coloque las alas en una bandeja para hornear con borde, espolvoree abundantemente con sal fina del Mar del Himalaya y hornee las alas durante unos 45 minutos. Mientras horneas las alas, comienza la salsa. Calienta una sartén grande a fuego medio y agrega los aminos de coco. Agregue el polvo de jengibre, los gránulos de ajo, el polvo de cebolla y las hojuelas de pimiento rojo (opcional). Revuelva periódicamente y la salsa comenzará a burbujear, reducir el calor. La salsa se reducirá adecuadamente cuando se espese un poco, luego se reduce a fuego lento hasta que las alas se terminen de cocinar. Coloque las alas en un tazón grande hermético y vierta la salsa sobre ellas. Revuelva para distribuir uniformemente con la salsa, y sirva.

34. Curry de Verduras de Otoño, 4 porciones.

Los ingredientes

- 2 cucharaditas de aceite de oliva
- 1 taza de batata pelada (en cubitos)
- 1 taza de pequeñas flores de coliflor
- 1/2 taza de cebolla amarilla delgada (en rodajas)
- 2 cucharaditas de curry en polvo
- 1/2 taza de caldo de verduras orgánico
- 1/4 cucharadita de sal
- 1 1/2 latas de garbanzos (enjuagados y escurridos)
- 1 1/2 lata de tomates cortados en cubitos (sin escurrir)
- 2 cucharadas de cilantro fresco (picado)
- 1/2 taza de yogur griego con grasa natural

Caliente el aceite de oliva en una sartén grande a fuego moderado, y agregue la batata a la sartén, saltee durante 3 minutos. Reduzca el calor y agregue la coliflor, la cebolla y el curry en polvo, cocine por 1 minuto y revuelva constantemente. Agregar el caldo, la sal, los garbanzos y los tomates a hervir. Tape y cocine a fuego lento durante 10 minutos hasta que las verduras estén tiernas, revolviendo intermitentemente. Espolvoree con cilantro y sirva con yogurt.

35. Espaguetis de verduras con champiñones y azul - Salsa de queso, 4 porciones

Los ingredientes

Espaguetis Vegetales:
- 3 colinabos
- 2 calabacines
- 4 onzas de aceite de coco
- Sal y pimienta
- 1 zanahoria (opcional)

Champiñones y salsa de queso azul:
- 4 onzas de mantequilla
- 12 onzas de champiñones frescos
- 1/2 puerro
- 1/2 taza de vino blanco
- 5 onzas de queso azul
- 2 tazas de crema batida pesada
- Sal y pimienta

Cortar los champiñones y saltearlos en mantequilla. El hongo contiene una gran cantidad de líquido que, cuando hierve, agrega el puerro y lo deja saltear hasta que quede esponjoso. Añadir el vino y dejar cocer a fuego lento por un tiempo. Desmenuce el queso, revuelva hasta que se derrita y se mezcle, luego agregue la crema, la sal y la pimienta recién molida. Hacer espaguetis de las verduras con un cortador de juliana. Derrita la grasa en una cacerola a fuego alto, agregue los vegetales de inmediato, la grasa deja de burbujear y luego se pone negra. Gire hasta que esté tibio y ligeramente suave, ya que se recocerán fácilmente. Sal y agregue un poco más de pimienta cuando sirva inmediatamente. Rociar en la salsa y rallar un poco de queso parmesano.

36. Guiso indio, 6 porciones.

Los ingredientes

- 2 libras de cordero al hombro (piezas)
- 3 cebollas amarillas (finamente picadas)
- 1 zanahoria, manzana o chirivía finamente picada (opcional)
- 3 tallos de apio (rebanados)
- 1 chile rojo (finamente picado)
- 2 dientes de ajo (finamente picados)
- 1 cucharada de curry en polvo
- 1 cucharadita de sal
- 1/4 taza de aceite de coco
- 1 lata de tomates (triturados)
- 1/4 taza de agua
- 1 médula ósea

Cubra las carnes y los vegetales en una olla de barro que se ha empapado durante aproximadamente una hora. Ponga la médula ósea en el medio, agregue el curry y la grasa. Agregue los tomates triturados y el agua sobre los ingredientes. Coloque en un horno frío a 175 ° C y cocine durante aproximadamente tres horas. Agregue las últimas verduras antes de servir (10 minutos antes de servir). Retire y saque la médula de la médula ósea, agregue y revuelva en el estofado. Coloque en el horno durante 15 minutos más para calentar. Servir con una cantidad sustancial de crema agria.

37. Baguettes De Bistec Con Pesto Mayo, 4 porciones

Los ingredientes

- 1 filete de lomo de ternera deshuesada (recortado)
- 1/4 cucharadita de sal kosher
- 1/8 cucharadita de pimienta negra recién molida
- 2 1/4 cucharadas de canola mayonesa
- 2 1/4 cucharadas de salsa pesto refrigerada
- 1 pieza blanca (horizontalmente a la mitad)
- 1 onza de rúcula para bebé
- 3 cebolla roja (rodaja)
- 2 tomates ciruela (en rodajas finas a lo largo)

Calienta una sartén a fuego moderado. Espolvorear el bistec con sal y pimienta. Agregue el bistec a la sartén y cocine por aproximadamente 3 minutos para lograr la cocción. Retire el filete de la sartén y deje reposar durante 5 minutos. Corte el bistec en trozos finos, agregue mayonesa y pesto y revuelva hasta que esté bien mezclado. Extienda la mezcla uniformemente sobre rebanadas de pan. Cubra la mitad inferior del pan con rúcula, cebolla roja, filete y tomate y cubra con la otra mitad del pan. Cortar el sándwich diagonalmente en 4 partes iguales.

38. PouletauFour, 6 porciones.

Los ingredientes

- 1 pollo de granja grande
- Sal y pimienta
- 2 cucharaditas de especias de barbacoa
- 4 onzas de mantequilla
- 1 limón (gajos)
- 3 cebollas amarillas
- 1/2 taza de agua

Agregue sal y pimienta por todo el pollo muerto. Frote la especia de la barbacoa y póngala en un molde para hornear engrasado. Cortar la cebolla y el limón en rodajas y colocar alrededor del pollo, poner mantequilla rebanada en el pollo. Coloque el plato para hornear en el horno a 200 ° C, durante aproximadamente 2 horas, dependiendo del tamaño del pollo. Humedezca el pollo con goteos (puede agregar agua). Añadir más limón para un sabor más fuerte. Guarda los goteos y haz una salsa de crema (opcional).

39. Pizza vegetariana con ensalada de col, 6 porciones

Los ingredientes

Ensalada de col:
- 1 cabeza de repollo verde
- 1 taza de aceite de oliva
- 1/5 taza de vinagre de vino blanco
- Albahaca
- Sal de hierbas y pimienta negra.

Masa para pizza:
- 8 huevos
- 3 tazas de queso rallado

Salsa de tomate:
- 1 onza de mantequilla
- 1 cebolla amarilla
- 1 diente de ajo
- 2 cucharadas de pasta de tomate
- 1 lata de tomates (triturados)
- 1/2 cucharada de orégano
- 1/2 cucharada de albahaca
- Una pizca de salsa Worcestershire
- Sal y pimienta

Rebane finamente la cebolla y el ajo y saltee en mantequilla en una cacerola. Añadir la pasta de tomate y dejar hervir por un tiempo. Luego, agregue los tomates triturados y las hierbas. Dejar hervir, condimentar con salsa inglesa, sal y pimienta. Cocine a fuego lento por un par de minutos y deje enfriar. Precalentar el horno a 200 ° C. A la parrilla el queso y batir los huevos. Mezclar en un bol y extender sobre dos bandejas para hornear. Hornee hasta que empiece a dorarse, luego retire y deje enfriar. Ponga a hervir una olla grande de agua y agregue un poco de sal. Use una rebanadora de queso para cortar la col en trozos pequeños. Coloque la col en un colador y vierta el agua hirviendo sobre ella, permitiendo que se escurra. Mezcle el aceite, el vinagre y la albahaca para el aderezo, condimente con sal de hierbas y pimienta negra. Mezclar la col en el aderezo. Usa la salsa de tomate para hacer las pizzas. Este fue cubierto con más queso a la parrilla, cebolla en rodajas finas, champiñones en rodajas, aceitunas verdes, corazones de alcachofas, pimientos rojos y queso mozzarella. Aumente el calor del horno a 225 ° C y hornee hasta que esté dorado y el queso burbujee centralmente.

40. Lasaña De Coliflor, 6 porciones

Los ingredientes

Boloñesa:
- 1 libra de carne (molida)
- 1 cebolla amarilla
- 3 dientes de ajo
- 1 lata de tomates (triturados)
- 1 cucharada de caldo de res
- 100 ml de vino tinto
- 1 1/2 cucharadita de sal
- 1 pizca de pimienta negra
- Mantequilla

Salsa de queso:
- 200 ml de crema agria
- 100 ml de crema espesa
- 4 onzas de queso lleno de grasa
- Sal marina y pimienta negra.

Hojas de lasaña:
- 3 tazas de arroz de coliflor (envasado)
- 4 huevos
- 1/4 cucharadita de sal
- 1 pizca de pimienta negra

- 100 ml d queso parmesano (grilla)

Poner el horno a 200 ° C. Para la boloñesa, freír la carne molida en mantequilla y poner en una olla. Cortar finamente la cebolla, el ajo y también freír en mantequilla. Ponga la cebolla y el ajo fritos en la olla y vierta los tomates triturados y la salsa de tomate. Condimente con caldo, vino tinto, sal y pimienta negro y cocine a fuego lento durante unos 15 a 20 minutos. Para las hojas de lasaña, cepille el papel de pergamino con aceite y coloque en una sartén. Para asar finamente una coliflor de tamaño mediano en una máquina procesadora de alimentos. Coloque la coliflor a la parrilla en un horno durante unos 5 minutos, y revuelva. Enfriar, colocar y exprimir su líquido con una toalla para secar el arroz. Ponga el arroz, los huevos y las especias de la coliflor en un tazón y mezcle. Hornee la masa en un horno durante unos 15 minutos, retire, enfríe y córtelos en trozos deseados. Deje hervir la crema espesa y pesada, retire del fuego y agregue el queso. Añadir sal y pimienta al gusto. En un molde para hornear profundo agregue un poco de boloñesa, hojas y salsa de queso. Aumente la temperatura del horno a 225 ° C y hornee por unos 30 minutos.

41. Tacos de tilapia ahumados, 6 porciones

Los ingredientes

- 1 cucharadita de ajo en polvo
- 1 1/2 cucharadita de pimentón ahumado español
- 1/2 cucharadita de cilantro (molido)
- 1/2 cucharadita de pimienta negra (molida)
- 3/8 cucharadita de sal kosher (dividida)
- 2 libras de filetes de tilapia
- 1 1/2 cucharada de aceite de oliva
- 1 1/2 cucharada de cilantro fresco (finamente picado)
- 2 cucharaditas de chiles verdes enlatados (picados)
- 1 aguacate (picado y pelado)
- 12 tortillas de maíz
- 6 rodajas de lima
- Spray para cocinar

Precaliente el asador a alta temperatura. Combine los primeros 4 ingredientes (a través de pimienta negra) y 1/4 cucharadita de sal. Pincelar los filetes con aceite, colocarlos en una bandeja para hornear y espolvorear con la mezcla de especias. Asar hasta que el pescado se desmenuce fácilmente cuando se prueba Agregue la 1/8 cucharadita restante de sal, cilantro, chiles y aguacate en un tazón, triturando ligeramente. Caliente las tortillas en una sartén cubierta con aceite en aerosol hasta que estén ligeramente quemadas. Divida la mezcla de aguacate y el pescado entre las tortillas y sirva con rodajas de limón.

42. Hamburguesas Halloumi Con Papas Rutabaga, 4 porciones

Los ingredientes

- 400 g de queso halloumi
- Mantequilla
- 4 hojas de lechuga iceberg
- 1 tomate
- 1 aguacate
- 1/2 taza de crema agria
- 1/2 taza de mayonesa
- 1/2 taza de condimento de ajvar
- 1/2 colinabo
- 1/2 taza de aceite de coco
- Pan de queso

Pan de queso:
- 4 huevos
- 4 onzas de queso crema
- 2 cucharadas de cáscara de psyllium (molida)
- 2 cucharaditas de polvo de hornear
- 2 cucharadas de semillas de chía
- 2 tazas de queso rallado
- Semillas de amapola negra y sal marina.

Para el pan de queso, precalentar el horno a 200 ° C. Batir los huevos esponjosos, durante unos 5 minutos. Mezcle los ingredientes secos, mezcle el queso y los huevos batidos, y deje que se hinche durante unos 10 minutos. Hornee 8 pilas de masa en el horno durante 15 minutos hasta que se vuelvan doradas. Servir cuando esté fresco.

Precalentar el horno a 225 ° C. Pelar y cortar la colilla en tiras, hervir durante unos minutos en agua con sal y escurrir en un tamiz. Derrita el aceite de coco, mézclelo con la colilla en un recipiente para cubrir las tiras y espolvoree sal. Coloque las tiras en una bandeja para hornear y hornee hasta que estén suaves internamente y doradas externamente. Mezcle la crema agria, la mayonesa y el ajvar para hacer la vinagreta, y enfríe en el refrigerador. Hornee los panes de queso, deje enfriar, enjuague la lechuga, rebane el tomate y el aguacate. Freír el queso halloumi hasta que se torne suave y marrón. Dar forma a la hamburguesa y servir.

43. Salteado de camarones y brócoli, 4 porciones

Los ingredientes

- 1 libra de camarones medianos (pelados y desvenados)
- 3/4 cucharada de maicena
- 1 1/2 cucharadas de aceite de canola (dividido)
- 1/2 taza de cebollas verdes cortadas diagonalmente
- 2 cucharaditas de jengibre fresco (picado y pelado)
- 3 dientes de ajo (en rodajas finas)
- 2 tazas de floretes de brócoli
- 1/2 taza de salsa de soya baja en sodio
- 2 cucharadas de vinagre de arroz
- 1 1/2 cucharadita de miel
- 1/8 cucharadita de pimiento rojo (molido)

Agregue los camarones y el almidón de maíz en un tazón, mezclándolos para cubrirlos. Caliente una sartén a fuego alto, agregue 1 cucharada de aceite a la sartén y gire para cubrir. Agregar los camarones, saltear durante unos 5 minutos; Retire los camarones de la sartén y póngalos en un bol. Agregue 1 1/2 cucharadita de aceite a la sartén, gírelo para cubrir. Agregue las cebollas verdes, el jengibre y el ajo a la sartén; Saltear durante 45 segundos. Agregue la mezcla de cebolla a los camarones. Añadir 1 cucharada de aceite a la sartén, girar para cubrir. Añadir el brócoli; Saltear durante unos 2 minutos. Agregue la mezcla de camarones, la salsa de soya y los ingredientes residuales; llevar a hervir. Cocine por unos minutos hasta que los camarones estén listos y el brócoli esté crujiente.

44. Pollo Con Coles De Bruselas Y Salsa De Mostaza, 4 porciones

Los ingredientes

• 2 1/2 cucharadas de aceite de oliva (dividido)
• 4 mitades de pechuga de pollo deshuesadas y sin piel
• 1/2 cucharadita de sal (dividida)
• 1/2 cucharadita de pimienta negra (recién molida)
• 3/4 taza de caldo de pollo bajo en sodio (dividido)
• 1/4 taza de sidra de manzana (sin filtrar)
• 1 1/2 cucharadas de mostaza de grano entero Dijon
• 1 1/2 cucharadas de mantequilla (dividida)
• 1 1/2 cucharada de perejil fresco de hoja plana picado
• 12 onzas de coles de Bruselas (cortadas y cortadas por la mitad)

Precaliente el horno a 220 ° C y caliente una sartén grande a fuego alto. Agregue 1

1/2 cucharada de aceite, espolvoree el pollo con 1/4 cucharadita de sal y pimienta, y agregue a la sartén. Cocine por unos 5 minutos hasta que se doren, y mantenga la sartén en el horno. Hornee a 220 ° C durante 9 minutos hasta que esté listo, retire el pollo de la sartén y manténgalo caliente. Calentar la sartén a fuego moderado. Agregue media taza de caldo y sidra, y deje hervir. Baje el fuego y cocine a fuego lento hasta que espese. Batir en mostaza, 1 cucharada de mantequilla y perejil. Caliente una cucharada de aceite y mantequilla restantes en una sartén grande a fuego moderado. Añadir las coles de Bruselas y saltear 2 minutos. Agregue 1/4 cucharadita de sal restante y 1/4 taza de caldo a la sartén; Tapar y cocinar hasta que estén crujientes. Servir los brotes con pollo y salsa.

45. Salmón glaseado con ajo y chili, 4 porciones

Los ingredientes

- 3 cucharadas de salsa de ajo chili
- 3 cucharadas de cebollas verdes (picadas)
- 2 cucharadas de mermelada de naranja baja en azúcar
- 3/4 cucharadita de salsa de soya baja en sodio
- 4 filetes de salmón
- Spray para cocinar

Precalentar el asador. Combine la salsa de ajo, las cebollas verdes, la mermelada de naranja y agregue la salsa de soya en un tazón; Cepille los filetes con la mezcla de salsa (mitad). Cubra las bandejas para hornear con spray y ponga los filetes. Ase el pescado durante unos 5 minutos y cepille con la mezcla de salsa restante. A la parrilla durante más minutos para lograr la cocción.

46. Arroz Frito De Coliflor, 4 porciones

Los ingredientes

- 1 coliflor (cabeza mediana)
- 1 cucharada de aceite de sésamo
- 2 claras de huevo
- 1 huevo (grande)
- 1/4 taza de sal
- 1/2 cebolla (finamente cortada)
- 1/2 guisantes y zanahorias congelados
- 2 dientes de ajo (picados)
- 5 cebolletas blancas y verdes (cortadas por separado)
- 3 cucharadas de salsa de soja
- Spray para cocinar

Seque la coliflor y retire su núcleo. Ponga la mitad de la flor en un procesador de alimentos para lograr una textura fina y pique las florecillas. Repita para la coliflor restante y mantener a un lado. Agregue la clara de huevo y el huevo, sazone con sal. Calentar una sartén grande a fuego moderado, rociar con aceite. Agregue la mezcla de huevos y cocine por unos minutos. Agregue el aceite de sésamo, las cebolletas blancas, los guisantes y las zanahorias y el ajo durante unos 5 minutos hasta que estén blandas. Aumente el calor gradualmente, agregue arroz de coliflor y salsa de soja a la sartén. Revuelva, cubra y cocine por 6 minutos (revolviendo intermitentemente) hasta que la coliflor esté crujiente externamente pero tierna internamente. Agregue los huevos, retire del fuego y decore con cebolletas verdes.

47. Stroganoff De Ternera, 4 porciones

Los ingredientes

- 2 libras de filete de res (bien cortado)
- Sal y pimienta
- 12 onzas de setas (pequeñas)
- 2 cucharadas de aceite de coco
- 1 onza de mantequilla
- 3/4 taza de caldo
- 2 cucharaditas de harina de wondra
- 3/4 taza de crema agria
- 2 cucharadas de perejil (recién picado)

Cortar la carne en tiras, picar, poner en un bol y condimentar con sal y pimienta. Cortar los tallos de setas y lavar. Caliente una sartén grande a fuego moderado, agregue aceite y agregue la carne en el aceite durante aproximadamente dos minutos hasta que se vuelva marrón. Retire la carne, agregue la mantequilla a la sartén y reduzca el calor. Agregue los champiñones y cocine por 5 minutos, hasta que estén tiernos. Agregue el caldo de res y revuelva. Agregue la harina al caldo y continúe revolviendo. Cocine a fuego lento durante unos dos minutos a fuego lento. Añadir la carne y la crema agria, calentar. Decore con perejil y sirva inmediatamente con cualquier pasta (opcional).

48. Ensalada Superfood, 2 porciones

Los ingredientes

- 1 cucharadita de aceite de coco
- 200 g de hígados de pollo
- 2 cucharadita de mostaza
- 1/2 cucharadita de sal
- 3 rábanos cocidos (tamaño mediano)
- 1 taza de fideos de algas marinas (algas frescas)
- 1/3 taza de vegetales de elección
- 1/3 cebolla cruda
- Romaine

Para el hígado, saltee el pollo en aceite de coco durante unos 5 minutos a fuego moderado. Retirar, enfriar y reservar. Mezcla los hígados de pollo y la mostaza con una licuadora o procesador de alimentos para obtener carne molida, condimenta con sal.

Para la ensalada, cocine a fuego lento los rábanos durante unos 20 minutos, deje que se enfríe y córtelos en trozos pequeños. Coloque las algas, el vegetal deseado y la cebolla cruda en un lecho de lechuga que está encima de la mezcla de hígado molida. Mezcle y sirva.

49. Tilapia Parmesana A La Parrilla, 8 porciones

Los ingredientes

- 1/2 queso parmesano
- 1/4 de mantequilla (ablandada)
- 3 cucharadas de mayonesa
- 2 cucharadas de jugo de limón fresco
- 1/4 albahaca (seca)
- 1/4 de pimienta negra (molida)
- 1/4 cucharadita de cebolla (en polvo)
- 1/8 cucharadita de sal de apio
- 3 libras de filetes de tilapia

Precalentar el asador. Combine 4 ingredientes (a través de jugo de limón) y condimente con albahaca seca, pimienta negra molida, cebolla en polvo y sal. Mezclar bien y dejar a un lado. Coloque el filete en la sartén, ase a fuego lento durante unos 5 minutos. Voltee los filetes y ase más. Retire los filetes y cubra con queso parmesano, ase durante 2 minutos hasta que la parte superior esté dorada y el pescado se escale fácilmente con un tenedor.

50. Cacerolas de ingredientes de pizza, 4 porciones

Los ingredientes

- 1/2 salchicha italiana (coque)
- 8 onzas de champiñones (en rodajas)
- 2 huevos
- 4 onzas de pepperoni
- 4 onzas de queso mozzarella
- 2 onzas de pimiento verde (picado)
- 1 onza de cebollas (plateadas)
- 1/2 taza de salsa de pizza
- Copos de pimiento rojo (opcional)

Dorar la salchicha con los champiñones y escurrir la grasa. Cubrir la mezcla de salchichas, batir los huevos, el pepperoni, la mozzarella, la salsa y las especias con cebollas, hojuelas de pimiento rojo y verde en una fuente para hornear. Hornee durante unos 50 - 55 minutos hasta que esté dorado y burbujeante. Deje que se hinche durante unos 5 a 10 minutos antes de servir.

www.ingramcontent.com/pod-product-compliance
Lightning Source LLC
Chambersburg PA
CBHW072011070526
44583CB00015B/1436